Antje Tittelmeier

Die Fünf Elemente in Bewegung

Übungen und Naturerfahrungen für Eltern und Kinder

Mit Traumreisen-CD

Von der Quelle zum Meer

Felicitas Hübner Verlag

Haftungshinweis:
Die Anregungen und Übungen in diesem Buch und auf der beiliegenden Audio-CD sind von der Autorin sorgfältig erwogen und geprüft worden. Es kann jedoch keine Garantie für deren Wirkungsweise übernommen werden. Sie ersetzen keine ärztliche Abklärung. Im Zweifelsfall, bei Schmerzen, Vorerkrankungen oder bestehender Erkrankung sollte ein Arzt aufgesucht werden. Die Ausführung aller Übungen erfolgt auf eigene Verantwortung der Leser. Eine Haftung der Autorin oder des Verlages für Personen-, Sach- und Vermögensschäden ist ausgeschlossen.

Bibliografische Information der Deutschen Nationalbibliothek:
Die Deutsche Nationalbibliothek verzeichnet diese Publikation in der Deutschen Nationalbibliografie; detaillierte bibliografische Daten sind im Internet über http://dnb.d-nb.de abrufbar.

Impressum

Gestaltung: lightvision Multimediaproduktion, Wendeburg

Druck und CD-Herstellung: Anrop Ltd.

Felicitas Hübner Verlag GmbH
Hagenstraße 10, D-31275 Lehrte
Tel. 05132-83990, Fax 05132-839969
E-Mail: info@fh-verlag.de
www.huebner-books.de

ISBN 978-3-941911-16-1

INHALT

VORWORT

Jedes Leben ist ein Wunder.

Die Lehre der Fünf Elemente beschreibt das Leben als ein sich beständig wandelndes und immer wieder erneut hervorbringendes Wunder. Auf den Menschen bezogen werden fünf Seiten des Mensch-Seins beschrieben, fünf Seiten eines Erwachsenen und fünf Seiten eines Kindes. Alle Lebensäußerungen sind darin enthalten. Sich diese fünf Seiten der Persönlichkeit und des Körpers, der Seele und der Gefühle bewusst zu machen, hilft uns, sie tatsächlich zu leben.

Die Fünf Elemente beschreiben jedoch nicht nur das Leben des Menschen, sondern darüber hinaus die gesamte belebte und unbelebte Natur. Sie zeigen, wie unsere Umwelt in uns hineinwirkt und wie wir mit der Welt um uns verbunden und verwoben sind. All unser Handeln und Denken ist beeinflusst durch das Leben um uns herum und wirkt unmittelbar auf dieses zurück. Dieses zu erkennen hat das Potential, uns bescheidener werden zu lassen und unsere wahre Stärke zu erkennen.

Die Beschäftigung mit den Fünf Elementen ist auch deshalb so wertvoll, weil wir auf diese Weise viele Seiten des Lebens, die im Stress des Alltags drohen verloren zu gehen, ins Bewusstsein und in unser Leben zurückholen können. Sei dies nun die Lebensfreude, die uns vielleicht abhanden gekommen ist, sei es das Erstaunen über die Schönheit der Natur und ihrer Gesetze, sei es das Entdecken der eigenen Kräfte oder sei es der Mut, seine Gefühle, seine Trauer oder seinen Ärger nach außen zu zeigen.

Erwachsenen fehlt zumeist die Zeit und die Ruhe, sich solchen Betrachtungen und Gedanken hinzugeben. Zu durchgetaktet ist unser Leben, zu sehr orientiert an dem, was nötig ist, um unsere oftmals zu engen Ziele zu erreichen. Unsere Kinder erleben das (noch) anders. Sie sind offener und werden durch die in diesem Buch gezeigten Übungen und Bilder auf jeweils individuelle Weise erreicht; sie werden motiviert, sich ganz zu erfahren und sich zu freuen.

Das können und sollten wir Erwachsenen auch für uns nutzen. Indem wir unseren Kindern die in diesem Buch auf lebendige und überzeugende Weise vorgestellten Beschreibungen, Übungen und Traumreisen nahebringen, begeben wir uns mit ihnen auf eine Reise auch zu uns selbst. Haben Sie den Mut!

Wilfried Rappenecker
Februar 2016

EINLEITUNG

Die Fünf-Elemente-Lehre stammt aus der traditionellen chinesischen Medizin und ist in vielen östlichen Kulturen Bestandteil der Philosophie und Lebenskunde. Sie ist ein Erklärungsmodell für die Zusammenhänge der in der Welt und im Körper des Menschen agierenden Kräfte.

Dabei sind die Elemente Wasser, Holz, Feuer, Erde und Metall energetisch miteinander verbunden. Sie brauchen einander und sollten ausgewogen sein, da sie sich sonst gegenseitig aufzehren. Innere Unruhe, Lernschwächen, Infektanfälligkeit und Krankheiten können die Folge sein. Auf den nächsten Seiten erfahren Sie mehr über die einzelnen Elemente, ihre Eigenschaften und Wege zum Ausgleich ihrer Kräfte. So können Sie und Ihr Kind in Einklang mit sich selbst und der Umwelt gelangen. Sind wir in diesem Zustand, fühlen wir uns kraftvoll, zufrieden und in Harmonie – die Fünf Elemente sind im Gleichgewicht.

Die Übungsanleitungen bieten Ihnen viele Tipps und Anregungen, wie Sie auf spielerische und angenehme Weise die Elemente stärken können.

Bevor Sie mit den Übungen beginnen, können Sie gemeinsam mit Ihrem Kind überlegen, wo uns die Elemente im Leben begegnen. Eine kurze Beschreibung zu jedem Element finden Sie vor dem jeweiligen Übungsteil.
Der Übungsteil beinhaltet Aufwärmübungen, Dehnungen, Kräftigungs- und Wahrnehmungsübungen. Achten Sie bitte darauf, die Übungen nur soweit auszuführen, wie Sie es als angenehm empfinden. Dehnungen über die Schmerzgrenze

hinaus bringen keinen Nutzen, sondern bewirken das Gegenteil von Entspannung. Folgen Sie Ihrem Gefühl und schauen Sie, was Ihnen und Ihrem Kind besondere Freude bereitet.

Als Ergänzung zu den aktiven Übungen finden Sie auf der beiliegenden Audio-CD (ent-)spannende Traumreisen für Kinder zu den Fünf Elementen. Die Reise beginnt am Ursprungsort des Wassers, der Quelle. Naturbeschreibungen des Wasserelements und die inspirierte Musik lassen die zugehörigen Stimmungen entstehen, erzeugen lebendige innere Bilder. So werden die Kräfte der Elemente spürbar.
Weiter geht es in den vier folgenden Etappen zu den anderen Elementen. Auch diese können durch die beschriebenen Reisen intensiv wahrgenommen werden. Am Ende mündet die Reise am Meer und der Kreislauf der Elemente wird so erfahren.
Die etwa 10-minütigen Traumreisen sind kindgerecht aufbereitet und lassen mit der heilsamen Musik Körper und Geist zur Ruhe kommen. Sie eignen sich gut als Abschluss einer Übungsreihe.
Ich wünsche Ihnen und allen mitreisenden Kindern viel Freude beim Eintauchen in das eigene Traumland und hoffe, dass Sie dabei immer wieder neue Energie und Wohlbefinden tanken können.

DIE FÜNF ELEMENTE

Die Fünf Elemente werden auch als Wandlungsphasen bezeichnet. Dieser Begriff macht deutlich, dass die einzelnen Elemente auseinander hervorgehen, sich gegenseitig beeinflussen und voneinander abhängig sind.

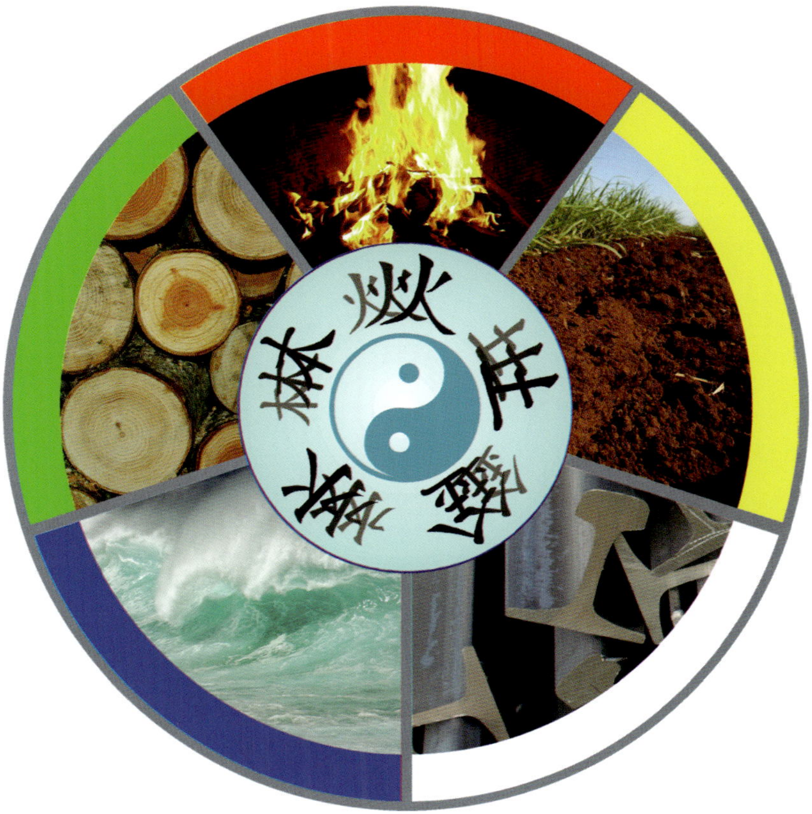

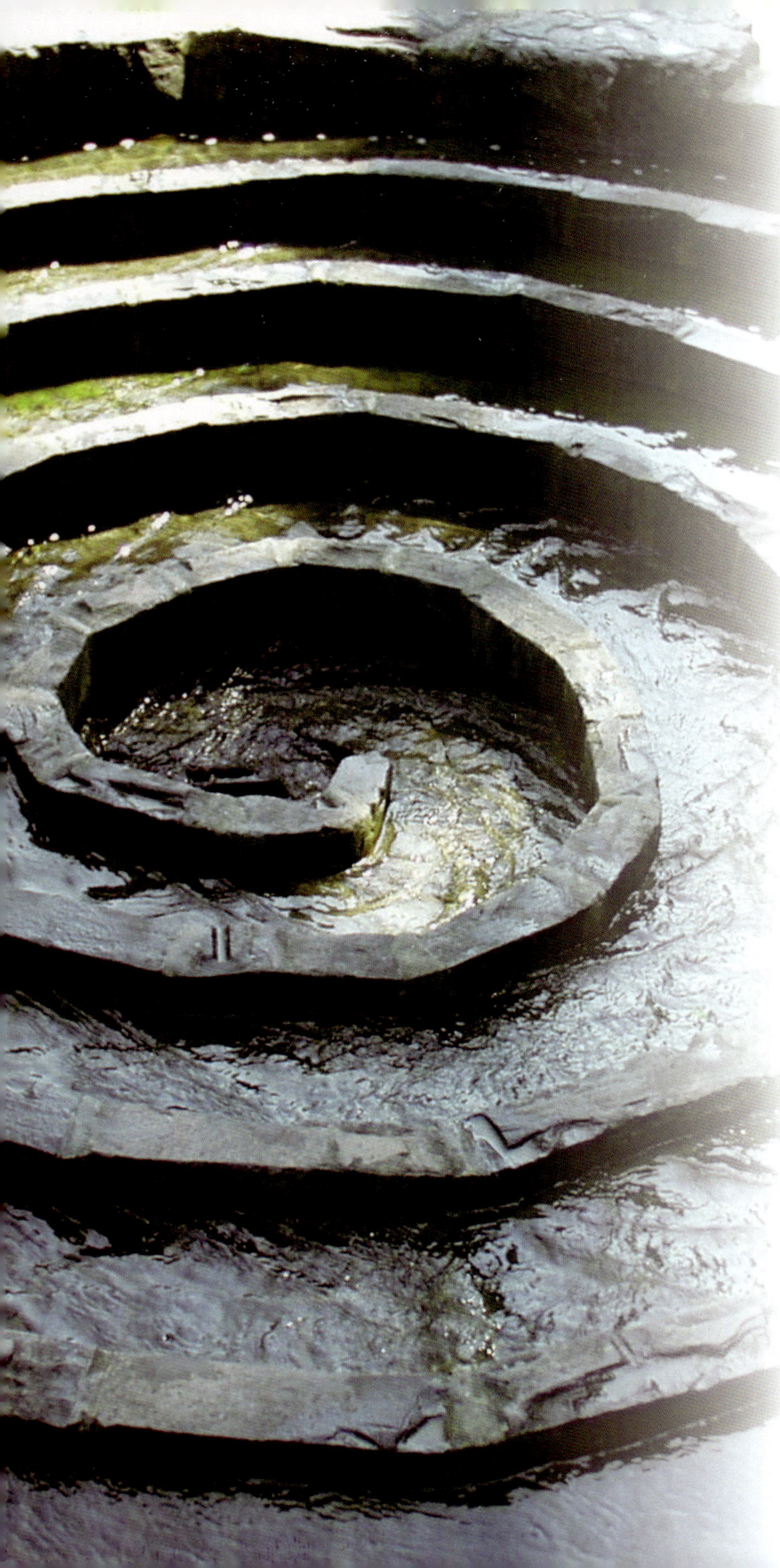

Wir wollen uns den Einfluss der Elemente untereinander verdeutlichen. Beginnen wir beim Wasserelement. Wasser ist die Grundlage des Lebens. Als Quelle sprudelt es aus den Tiefen der Erde hervor. Der Baum braucht ausreichend Wasser, um kräftiges, starkes Holz zu entwickeln. Ein starkes Holzelement hängt also von einem starken Wasserelement ab. Andernfalls würde es trocken und brüchig werden.
Gutes Holz ist wiederum notwendig, um ein wärmendes Feuer zu erhalten. Die Asche des Feuers wird schließlich zu Erde. Tief im Inneren der Erde finden wir das Metallelement in Form von Bodenschätzen wie Erzen. Und so sind wir wieder an der Quelle angekommen.

Das Zusammenspiel der Elemente untereinander findet auch in Kreuz- und Querverbindungen statt. Sie hier darzustellen und zu erläutern würde jedoch den Rahmen dieses Buches sprengen. Wer sich mit der Theorie der Fünf Elemente näher beschäftigen möchte, findet Literaturhinweise im Anhang.
Den Kreislauf der Fünf Elemente in der Natur können wir auch auf unseren Körper übertragen. Bestimmte Organe werden den Elementen zugeordnet und auch unsere Gefühle stehen mit den Elementen in Verbindung. Die folgende Tabelle bietet einen Überblick über die Zusammenhänge der Elemente mit unserem Organismus.

	WASSER	HOLZ	FEUER	ERDE	METALL
FARBE	blau	grün	rot	gelb	weiß
JAHRESZEIT	Winter	Frühling	Sommer	Spät-sommer	Herbst
GESCHMACK	salzig	sauer	bitter	süß	scharf
KÖRPER	Knochen	Muskeln	Herz	Binde-gewebe	Haut
SINNESORGAN	Ohr	Auge	Zunge	Mund	Nase
STIMME	stöhnend	laut	lachend	singend	traurig

Die Fünf Elemente sind in jedem Menschen unterschiedlich stark ausgeprägt. Zur Verdeutlichung zeigt die folgende Tabelle typische Merkmale der Elemente. Wir können sehen, wie sich das Element in seiner ausgeglichenen Form zeigt und wie es sich bei einer Schwäche oder einem Übermaß äußert.

	SCHWÄCHE	AUSGEGLICHEN	ÜBERMASS
WASSER	ängstlich, unsicher	mutig, kraftvoll, Willenskraft	tollkühn, waghalsig
HOLZ	Entscheidungs-schwäche	kreativ, gute Entscheidungskraft	aggressiv, kontrollierend
FEUER	freudlos, gelangweilt, kalte Hände und Füße	freudig, klare Sprache, guter Schlaf, liebevoll	unruhig, nervös, schlechter Schlaf
ERDE	fehlende Erdung	gut verwurzelt, mitfühlend	grübelnd, Sorge
METALL	traurig, hoffnungslos	ordnungsliebend, kann loslassen	egoistisch, isoliert

Im Idealfall sollten alle Elemente stark sein und sich im Gleichgewicht befinden. In diesem Zustand fühlen wir uns kraftvoll, ausgeglichen und mit uns und der Welt in Harmonie. Doch oft wird dieses Gleichgewicht durch unseren Alltag mit Stress, Hektik, ungünstiger Ernährung gestört und wir geraten aus der Balance.

Mit diesem Ratgeber möchte ich Ihnen Möglichkeiten aufzeigen, wie Sie gemeinsam mit Ihrem Kind spielerisch die einzelnen Elemente stärken können. Vielleicht haben Sie eine Idee, welches Element momentan am meisten Unterstützung gebrauchen könnte. Dann wählen Sie vorwiegend Übungen aus diesem Bereich. Man kann auch einen Thementag zu einem bestimmten Element machen und sich Übungen dazu aussuchen. Oder Sie mischen Übungen der verschiedenen Elemente und gehen nach dem Lustprinzip vor. Kinder sind sehr begeisterungsfähig und zeigen auch deutlich, welche Spiele und Übungen Ihnen besonders gut gefallen. Vertrauen Sie auf Ihr eigenes Gefühl und achten Sie auf die Wünsche Ihres Kindes.

Wichtig ist, dass Ihr Kind und Sie Freude bei den Übungen haben. Genießen Sie die wertvolle gemeinsame Zeit und erleben Sie die Wirkung der Übungen und Aktivitäten.

DIE MERIDIANE

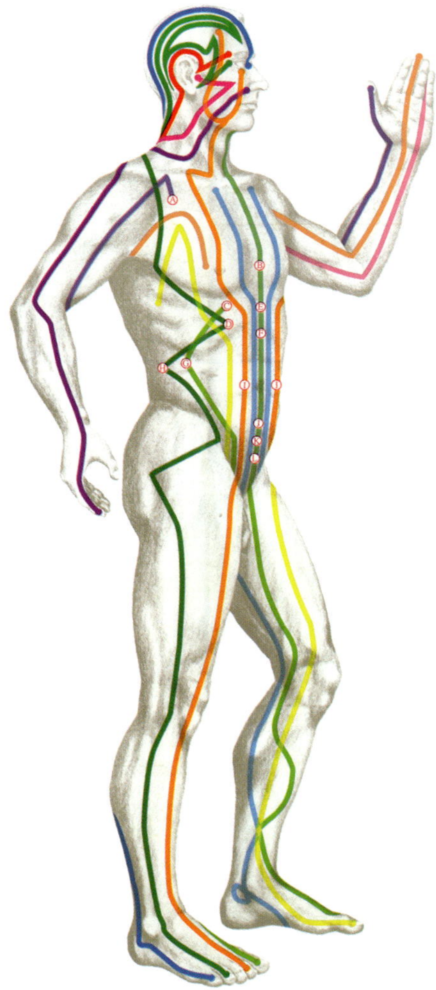

Meridiane sind Leitbahnen, durch die unsere Lebensenergie fließt. Wie ein feines Netz durchziehen sie den Körper von Kopf bis Fuß, ähnlich wie die Blutgefäße oder unser Nervensystem.

In den östlichen Kulturen sind die Meridiane seit Jahrtausenden bekannt. In der westlichen Welt wendet man dieses Wissen inzwischen auch häufig an, zum Beispiel in der Akupunktur. Die Akupunkturpunkte befinden sich auf den Meridianen. Auch in der Akupressur, im Qi Gong, Tai Chi, Shiatsu, Tuina oder in der Kinesiologie wird mit den Meridianen gearbeitet.

Ziel der verschiedenen Methoden ist es, den Energiefluss im Körper zu harmonisieren.

DIE MERIDIANE UND DIE FÜNF ELEMENTE

Die Meridiane sind eng mit den Fünf Elementen verbunden und stehen auch mit den entsprechenden Organen in Kontakt. So ist zum Beispiel der Blasenmeridian mit der Blase verbunden und wird dem Wasserelement zugeordnet. Die folgende Tabelle stellt die einzelnen Meridiane und die Zuordnung zu den Elementen dar:

WASSER	HOLZ	FEUER	ERDE	METALL
Blasen-meridian	Leber-meridian	Herz-, Dünndarm-meridian	Magen-meridian	Lungen-meridian
Nieren-meridian	Gallenblasen-meridian	Perikard-, Dreifacher-Erwärmer-meridian	Milz-meridian	Dickdarm-meridian

So können wir über die Meridiane das jeweilige Element stärken oder harmonisieren. Die entsprechenden Übungen finden Sie im Übungsteil der einzelnen Elemente.

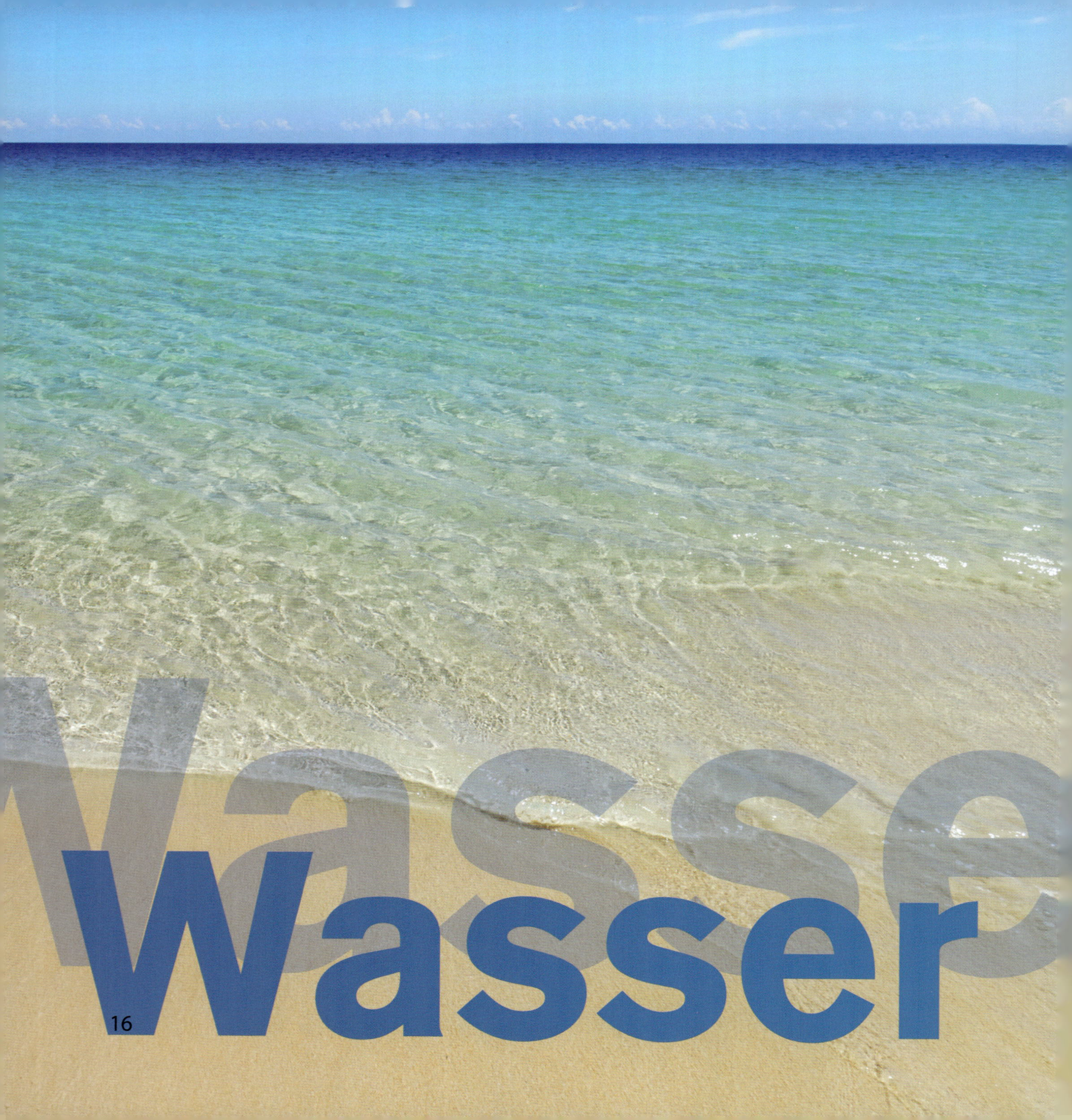

Wasser

WASSERELEMENT

Wenn wir uns die Frage stellen, wo wir überall Wasser finden, fällt uns sicher eine ganze Menge ein. Es gibt Seen, Ozeane, Flüsse, Wasserfälle, Quellen ... Auch unser Körper besteht zum Großteil aus Wasser. Wir benötigen es zum Trinken, Waschen, Kochen und auch die Pflanzen sind auf Wasser angewiesen. Wasser ist in Bewegung und veränderlich, es kann zu Eis gefrieren oder als Wasserdampf aufsteigen.

Das Wasserelement stärkt Kraft, Mut und den Willen.

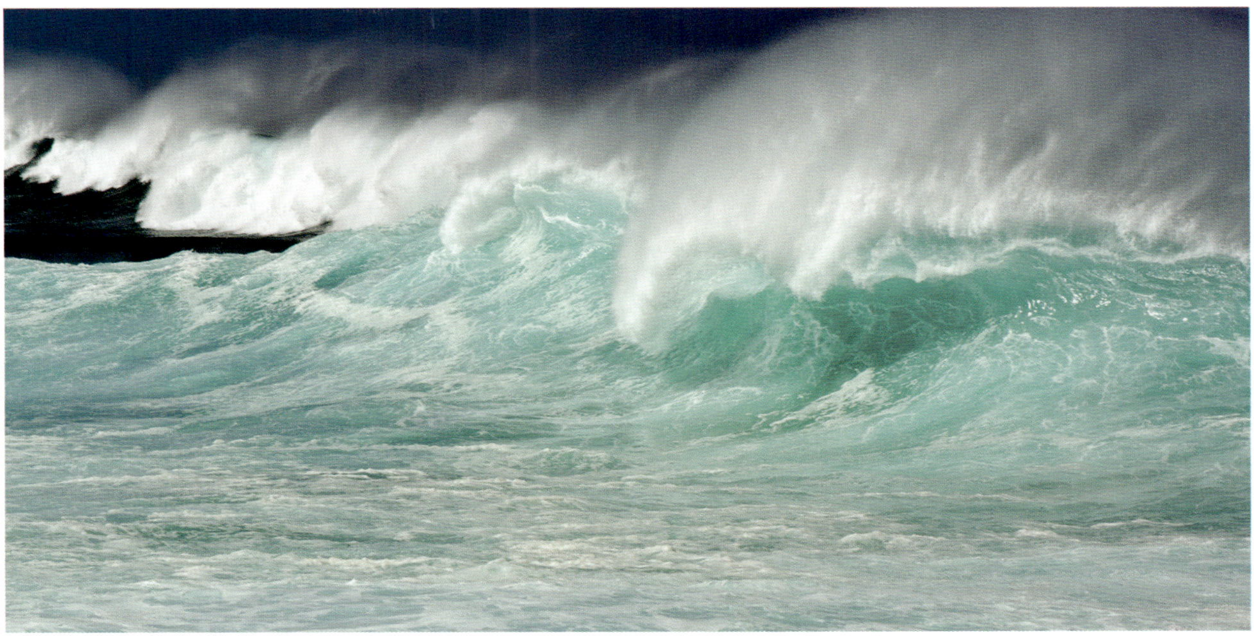

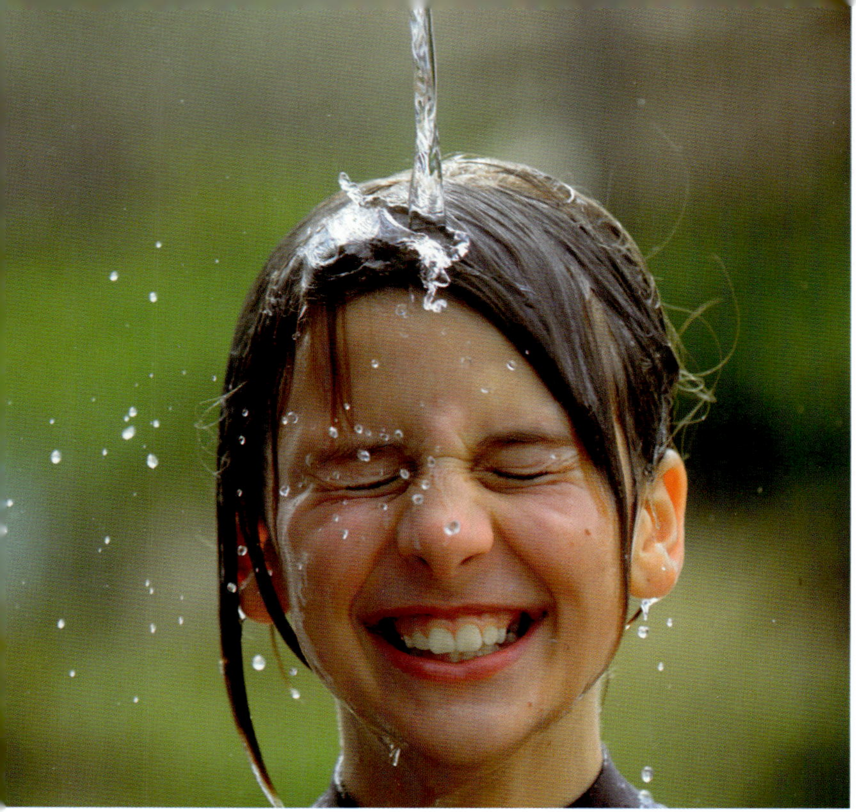

ÜBUNGEN ZUM WASSERELEMENT

Aufwärmübungen

Regenspaziergang

Gehen Sie mit Ihrem Kind durch den Raum, klopfen dabei mit den Fingerspitzen zart auf den Kopf und stellen sich vor, dass feiner Regen auf Sie niederfällt. Langsam wird der Regen stärker und Sie lassen die Finger deutlicher auf den Kopf prasseln. Plötzlich hört der Regen auf. Sie stellen sich vor, wie der Regen Pfützen hinterlassen hat, über die Sie nun hinüberspringen. Dabei sind Sie allerdings ziemlich nass geworden!
Stellen Sie sich hin und streichen das Wasser von sich ab, erst vom Gesicht und den Haaren, dann von den Schultern die Arme herunter. Weiter geht es mit dem Oberkörper vorne und hinten und dann kommen die Beine an die Reihe. Kräftig nach unten zur Erde streichen. Zum Schluss schütteln Sie die Hände aus wie nach dem Händewaschen und fühlen sich sauber und erfrischt. Das Abstreifen des Regenwassers kann man auch gut gegenseitig ausüben.

Autofahrt

Dieses Bewegungsspiel macht Kindern großen Spaß. Eine Person ist das Auto, die andere der Fahrer. Das Auto fährt voran, der Fahrer folgt. Im Raum geht es um Kurven, über Berge, über holprige Strecken, Landstraßen, Baustellen, Pfützen. Schließlich kommt ein Rastplatz und man beschließt, dort eine Pause zu machen. Plötzlich fängt es an zu gewittern. Das Auto legt sich auf den Bauch und der Rücken ist das Autodach. Der Fahrer klatscht bei jedem Blitz in die Hände, lässt den Regen mit den Fingern auf den Rücken tropfen. Der Regen nimmt zu, wird stärker und es mischen sich sogar Hagelkörner darunter (stärker trommeln). Es kommt ein starker Wind auf und fegt über das Auto hinweg (Hände streichen den Rücken herunter). Endlich kommt die Sonne hervor und die Fahrt geht weiter nach Hause.

Nierenreiben

Beide Hände im Stand an den unteren Rücken legen. Nun kräftig mit den Händen den Rücken auf und ab reiben, dabei den Druck nach unten verstärken. Die Beine federn locker in den Knien mit und geben der Übung Schwung.

Diese Übung regt die Nierenenergie an und stärkt den unteren Rücken. Hier spiegelt sich bei uns Erwachsenen oft eine Schwäche des Wasserelements wider, indem sich dieser Bereich kalt anfühlt oder schmerzt.

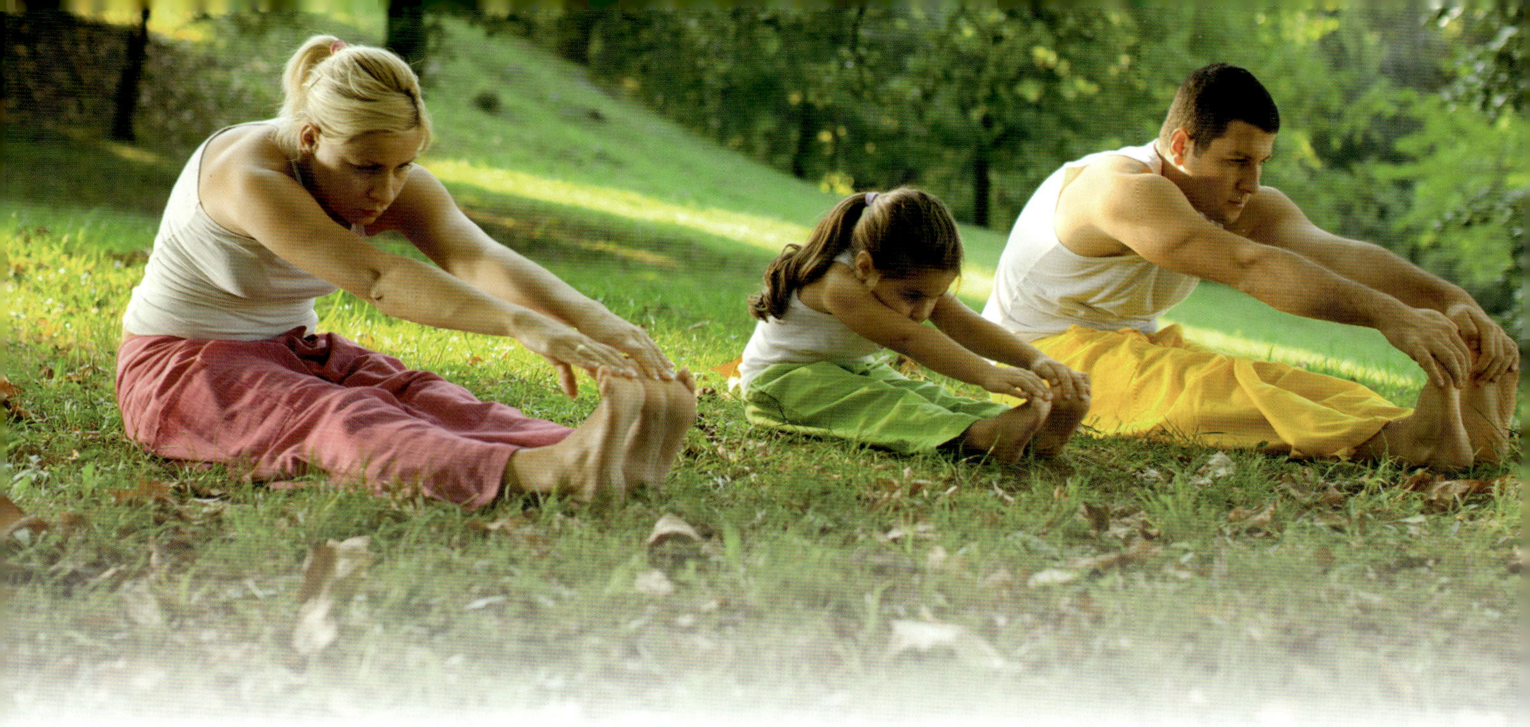

Dehnübungen

Dehnung des Nieren- und des Blasenmeridians

Ausgangsposition ist der Sitz am Boden, beide Beine sind nach vorne gestreckt. Mit der Einatmung beide Arme gestreckt über den Kopf zusammennehmen, den Oberkörper hoch zur Decke strecken. Beim Ausatmen die Arme Richtung Füße bewegen und den Oberkörper zu den Beinen sinken lassen.
Wichtig ist dabei, die Knie dicht am Boden zu lassen und mehrere Atemzüge in dieser Haltung zu verweilen. Ermutigen Sie Ihr Kind, etwas Geduld zu haben und tief weiter zu atmen. Je besser wir innerlich loslassen können, desto besser können die Muskeln nachgeben ...

Oberkörper aushängen

Im Stand den Oberkörper nach unten hängen lassen, die Hände versuchen möglichst dicht an den Boden zu kommen. Die Beine sollten dabei gestreckt bleiben. Mehrere Atemzüge dort verweilen.

Ameisenkrabbeln

Wieder hängt der Oberkörper nach unten, die Beine sind etwas auseinander gestellt und bleiben gerade. Mit den Fingerspitzen von einem Fuß zum anderen wandern wie die Ameisen.

Buchstütze

In der Rückenlage werden beide Beine gestreckt an eine Wand gelegt. Der Po sollte dabei möglichst dicht an der Wand bleiben. So wie eine Buchstütze die Bücher im rechten Winkel auf dem Regal hält.

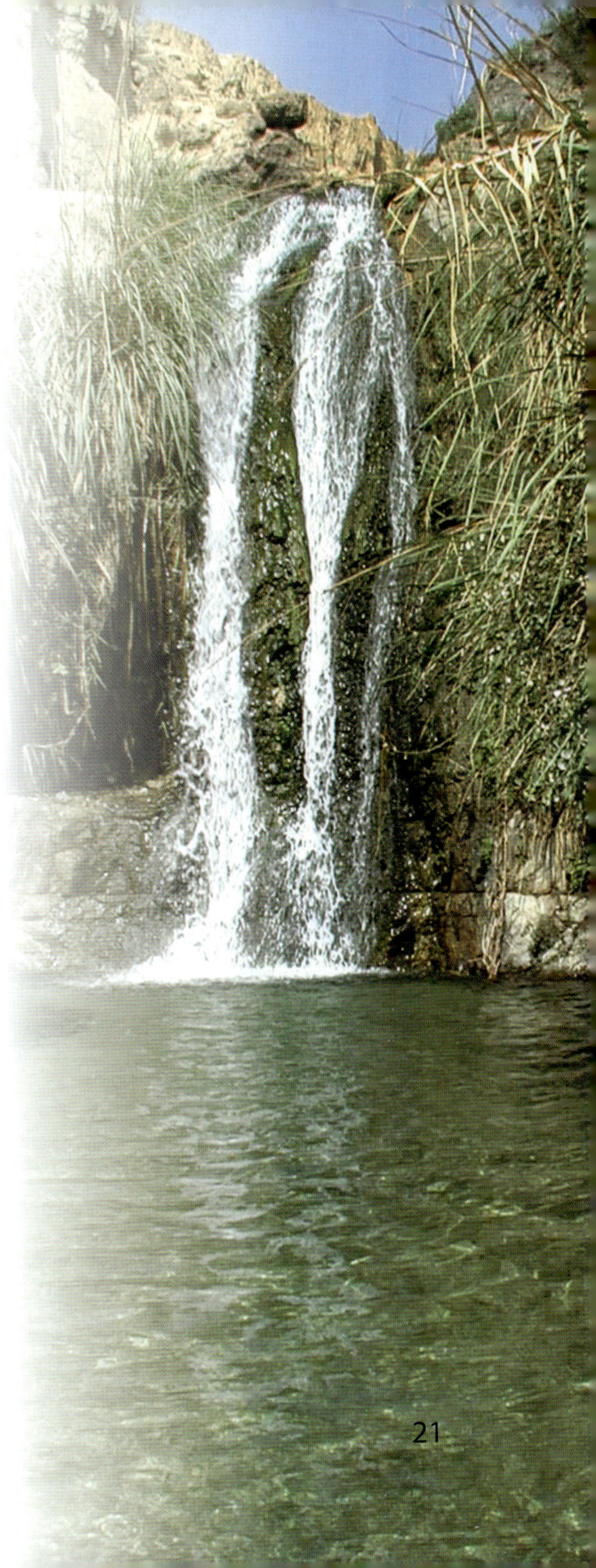

Wadendehnung

Die Wadendehnung ist vielen vom Sport bekannt. Dabei steht man in Schrittstellung, das vordere Bein ist gebeugt, das hintere gestreckt. Nun wird das Gewicht mit geradem Oberkörper auf das vordere Bein verlagert und hinten die Ferse Richtung Boden gedrückt.

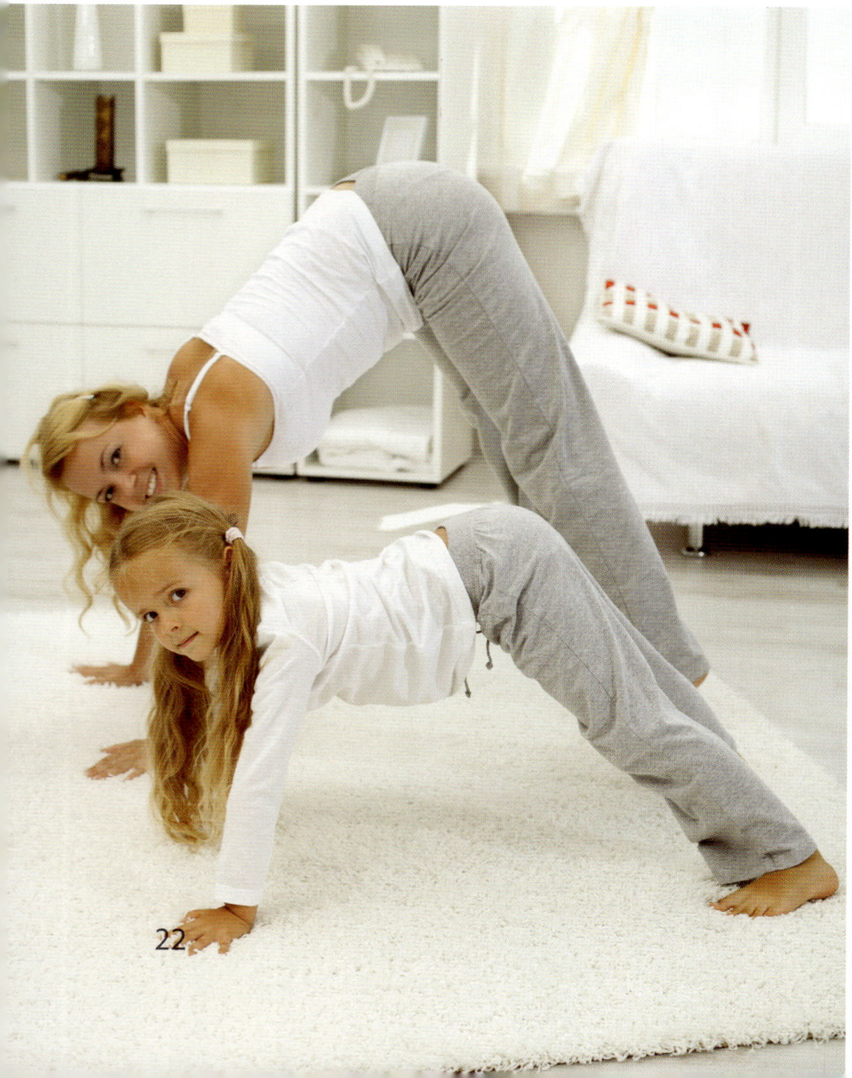

Dehnung im Stand

Ausgangsstellungen ist ein umgekehrtes V. Hierbei werden die Fersen Richtung Boden gestreckt. Dann wandern die Hände Stück für Stück Richtung Füße, wobei die Beine gestreckt bleiben sollen. Zum Schluss den Oberkörper einfach entspannt hängen lassen und die Arme und Schultern etwas ausschütteln. Versuchen Sie, auch den Kopf und den Nacken locker nach unten hängen zu lassen und zu entspannen. Anschließend den Oberkörper ganz langsam Wirbel für Wirbel wieder aufrichten.

Der Pflug

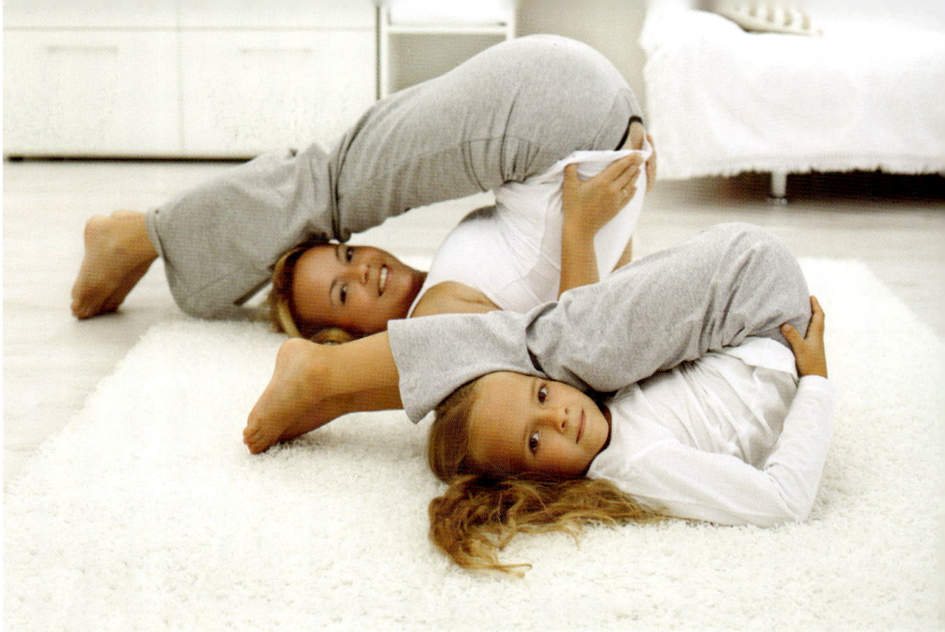

Wenn Sie es sich zutrauen, können Sie in der Rückenlage auch den Pflug versuchen. Dabei werden die Beine nach hinten über den Kopf gestreckt. Gehen Sie nur so weit, wie es angenehm ist, und kommen Sie langsam und vorsichtig wieder in die Rückenlage zurück.

Die Kerze

Die Beine werden in der Rückenlage etwas schräg nach oben gestreckt und die Hände in die Nierenregion gestützt. Versuchen Sie, zu Ihren Händen zu atmen und die Dehnung im Bereich des Nackens zu genießen.

Die Dehnübungen wirken auf den Blasenmeridian und die oft angespannten Muskeln an der Rückseite der Beine. Indem wir hier die Beweglichkeit verbessern, ermöglichen wir einen besseren Durchfluss der Blasenenergie und bringen somit das Wasserelement in Schwung.

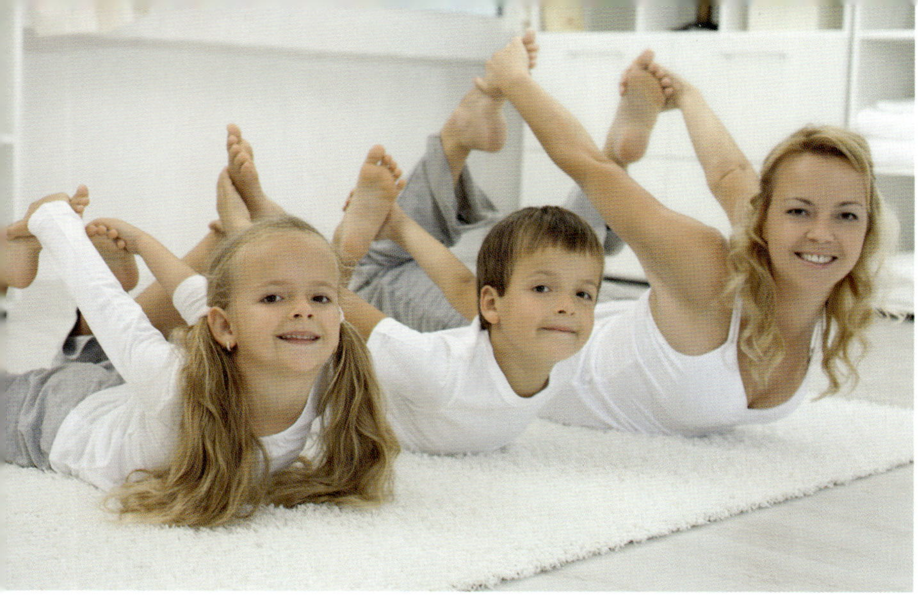

Kräftigungsübungen

Der Bogen

Diese Übung wird in der Bauchlage ausgeführt. Dazu versuchen Sie, die Füße mit den Händen zu umfassen und die Oberschenkel von der Unterlage anzuheben. Mit etwas Übung kann man auch mit dem Körper vorwärts und rückwärts schaukeln. Auch wenn die Übung am Anfang etwas ungewohnt und anstrengend ist, achten Sie darauf, dass die Atmung gleichmäßig weiter fließen kann. Ein Luftanhalten ist bei allen Übungen unbedingt zu vermeiden.

Die Libelle

Wem der Bogen zu anspruchsvoll ist, kann die Libelle probieren. Die Ausgangsstellung ist wieder die Bauchlage. Beide Hände werden auf dem Rücken zusammengenommen und Richtung Fußende gestreckt. Der Kopf, der Oberkörper und die Arme werden dabei leicht abgehoben. Der Blick geht Richtung Boden. Wichtig auch hier: Atmen nicht vergessen!

Die Kobra

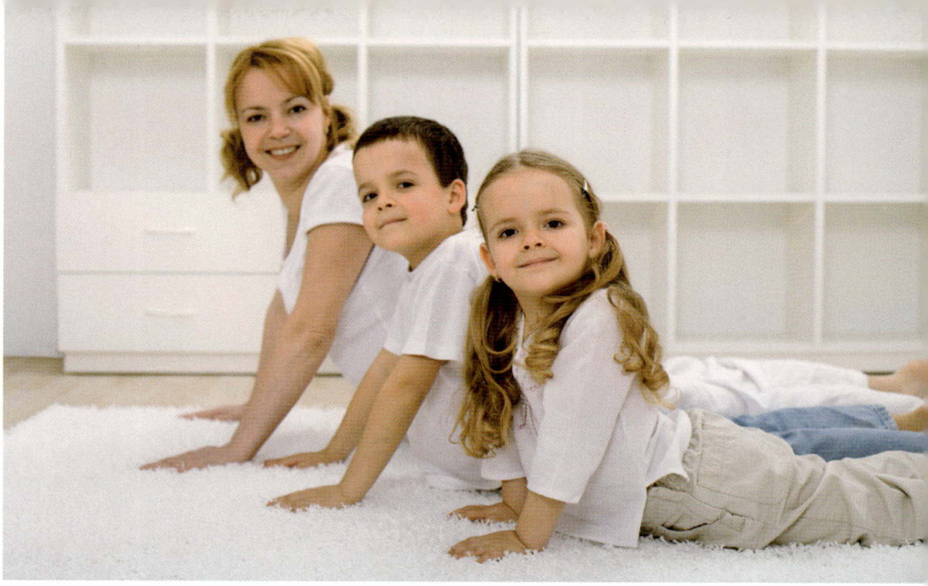

In der Bauchlage werden die Hände in Schulterhöhe auf den Boden gestellt. Nun wird der Oberkörper langsam wie eine Schlange von der Unterlage abgehoben. Dabei sollte das Becken weiterhin Bodenkontakt haben. Nun einmal über die rechte, dann über die linke Schulter nach hinten schauen. Anschließend geht es wieder in die Bauchlage zurück.

Der Igel

Zwischen den einzelnen Kräftigungsübungen bietet sich der Igel als angenehme Entlastungshaltung der Wirbelsäule an. Hierbei wird der Körper wie ein Igel ganz klein zusammengerollt. Setzen Sie sich dazu in den Fersensitz und legen Sie den Kopf vor den Knien auf dem Boden ab. Die Arme können auch dicht neben dem Körper liegen oder nach vorne gestreckt werden. In dieser Haltung ist es auch wieder gut, tief in den unteren Rücken und die Nierenregion zu atmen. Anschließend langsam wieder zum Sitzen aufrichten.

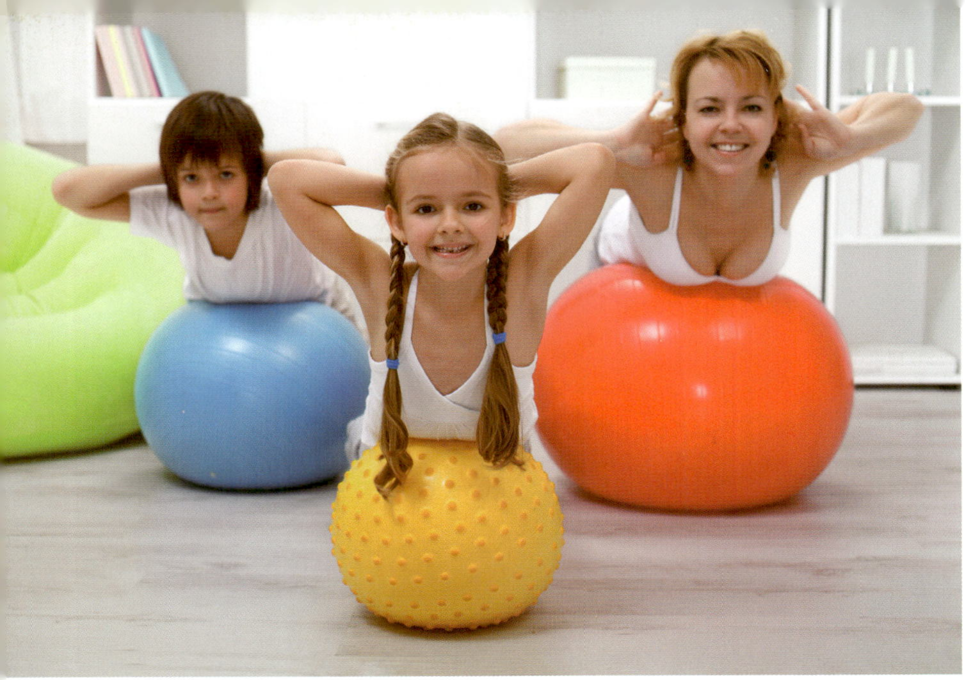

Elefantenohren

Bei dieser Übung werden die Hände im Nacken gefaltet, die Arme sind nun Elefantenohren. Geübt wird in Bauchlage am Boden oder auf dem Sitzball. Die Arme werden als Elefantenohren zur Seite hochgehalten und können dann mit dem Oberkörper etwas auf und ab bewegt werden. Wichtig ist dabei, den Po und den Bauch mit anzuspannen und trotzdem gleichmäßig weiter zu atmen.

Das Flugzeug

In der Bauchlage werden die Arme gestreckt zu den Seiten ausgebreitet. Dann den Kopf und die Arme vom Boden abheben und Flugzeug spielen.
Anmerkung: Diese Übung lässt sich auch wunderbar auf einem Sitzball machen. Dabei einfach den Oberkörper auf den Ball legen, Arme ausbreiten. Der Partner hält die Beine fest und kann zur Steigerung das Flugzeug vorsichtig nach rechts und links steuern.

Die Kräftigungsübungen stärken die Nierenenergie und den Rücken.

NATURERFAHRUNGEN ZUM WASSERELEMENT

In der Natur gibt es viele Möglichkeiten, das Wasserelement mit allen Sinnen zu erleben. Im Sommer bietet ein Badesee ideale Voraussetzungen. Beim Baden, beim Schwimmen und Tauchen kann das Wasser intensiv erfahren werden. Am Meer kommen noch die Wellen hinzu, auf denen man reiten kann. Doch auch ein kleiner Bachlauf bietet wunderbare Möglichkeiten. Gehen Sie doch mal im Flussbett entlang, bauen Sie einen Staudamm, lassen Sie gemeinsam Borkenschiffchen fahren.
Auch auf dem Wasser lassen sich tolle Erfahrungen machen. Mieten Sie ein Tretboot oder Kanu und genießen Sie das Schaukeln und Gleiten auf dem Wasser. Vielleicht haben Sie auch die Möglichkeit, eine Tour auf einem Segelboot zu unternehmen. Und sollte das Wetter einmal nicht so schön sein, können Sie auch bei einem Regenspaziergang das Wasserelement erleben.

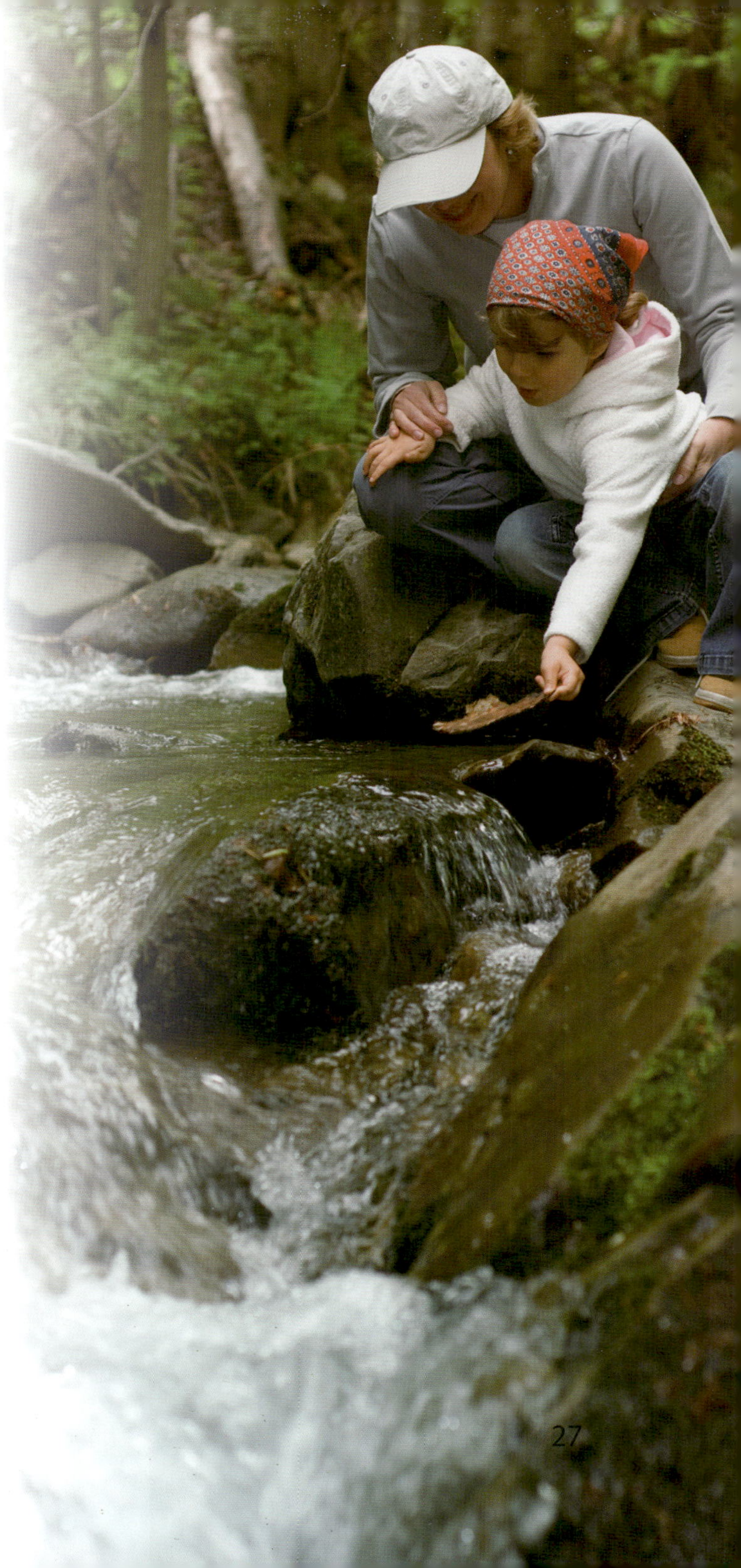

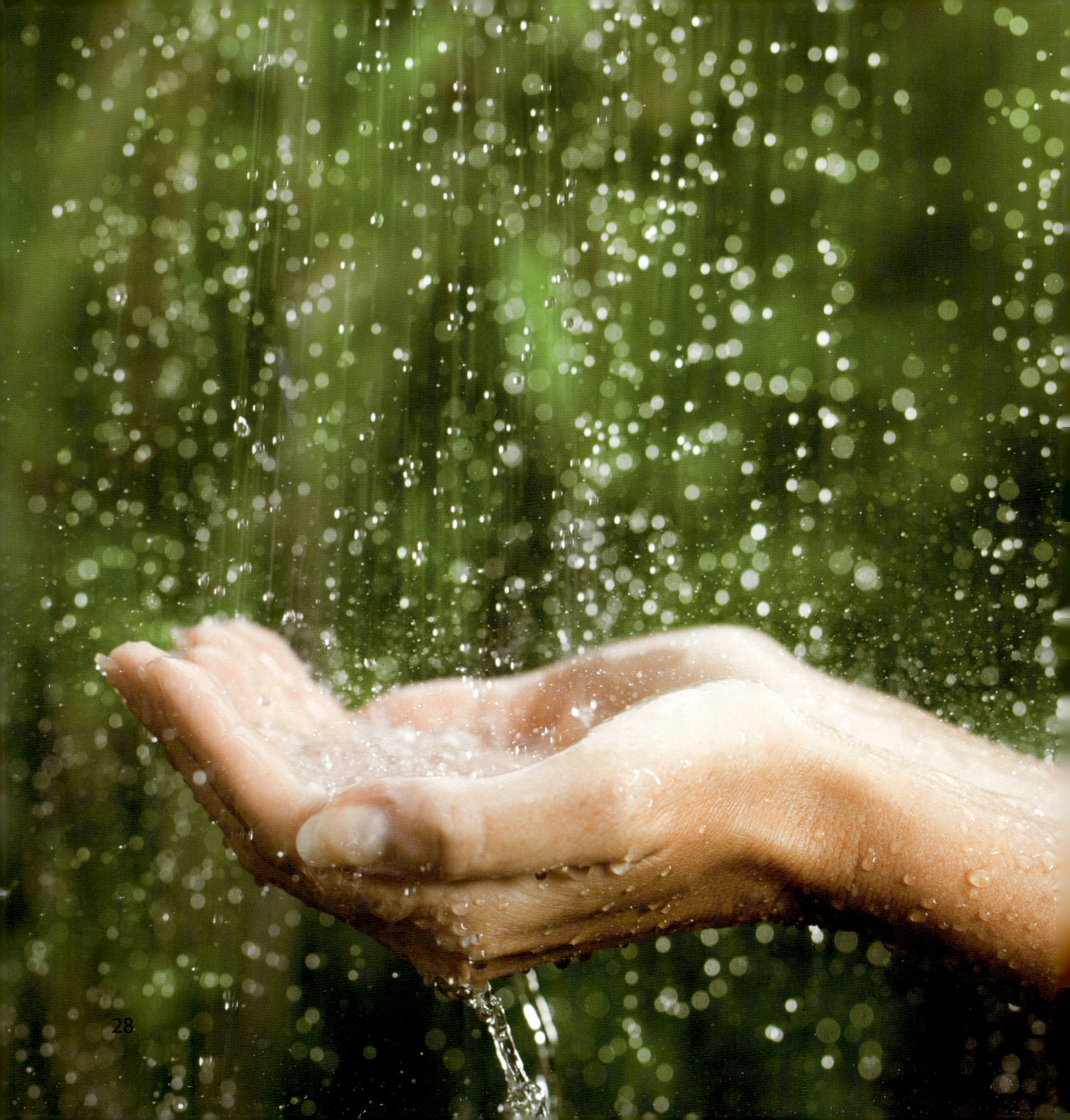

Über die intensive Erfahrung des Wassers in der Natur wird das Element mit allen Sinnen wahrgenommen. Die unterschiedlichen Qualitäten werden erlebt und die Wandlungsfähigkeit beobachtet.
Die Beschäftigung mit dem Wasser in der Natur bringt uns in Resonanz mit dem Wasserelement und führt uns zum Einklang mit unserer eigenen Urquelle der Kraft.

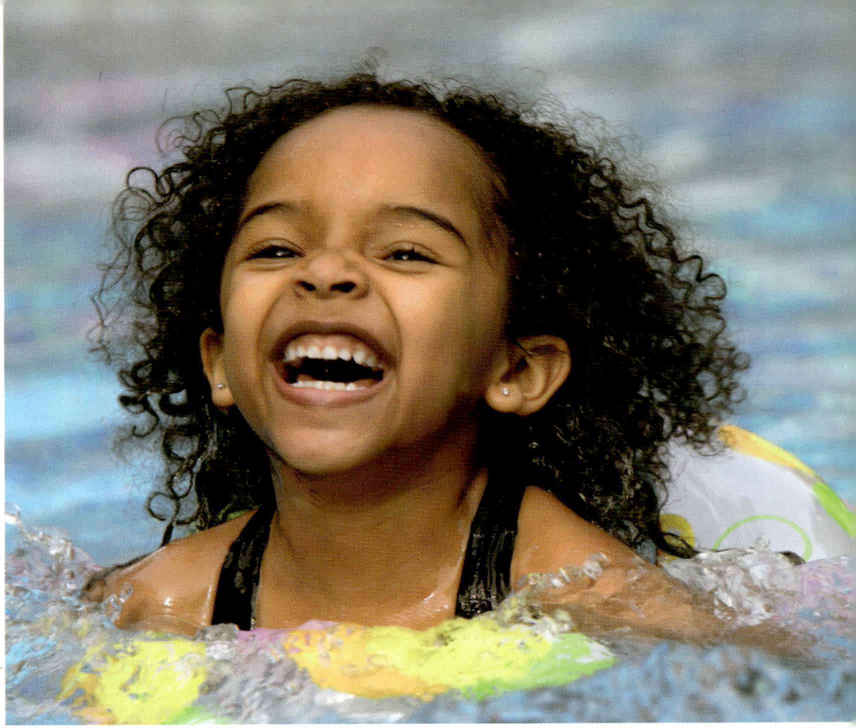

DIE FARBE DES WASSERELEMENTS

Zum Wasserelement gehört die Farbe Blau. Kleiden Sie sich oder Ihr Kind in dieser Farbe, wenn Sie das Wasserelement stärken möchten.

TRAUMREISE ZUM WASSERELEMENT

Eine geführte Traumreise zum Wasserelement finden Sie auf der beiliegenden CD unter der Nummer 1.

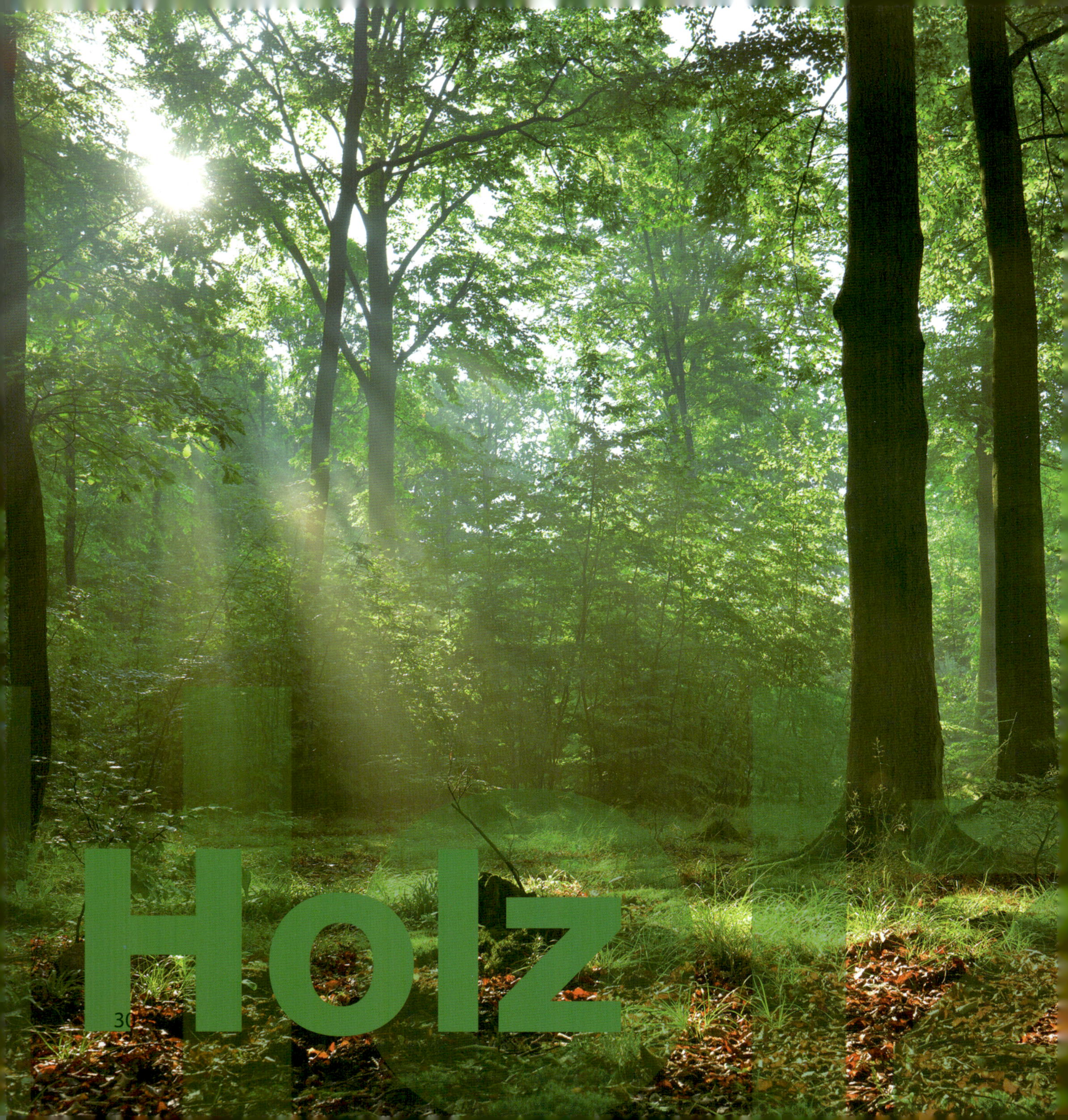

Holz

HOLZELEMENT

Wo begegnen wir überall dem Holz? Im Wald können wir den Duft des Holzes riechen und sehen die unterschiedlichen Bäume. Wir kennen Nadelbäume, Laubbäume, Zierhölzer und wer schon einmal Holz gehackt hat, der weiß, dass es weichere und härtere Holzarten gibt. Für ein kraftvolles Wachstum braucht der Baum genug Wasser, sonst wird er trocken und brüchig. Gut getrocknet ist Holz die Grundlage für ein wärmendes Feuer. In verarbeitetem Zustand umgibt uns Holz in Form von Möbeln, Häusern, Spielzeug und vielem mehr.

Das Holzelement stärkt die Kreativität, Entscheidungskraft und das Durchsetzungsvermögen.

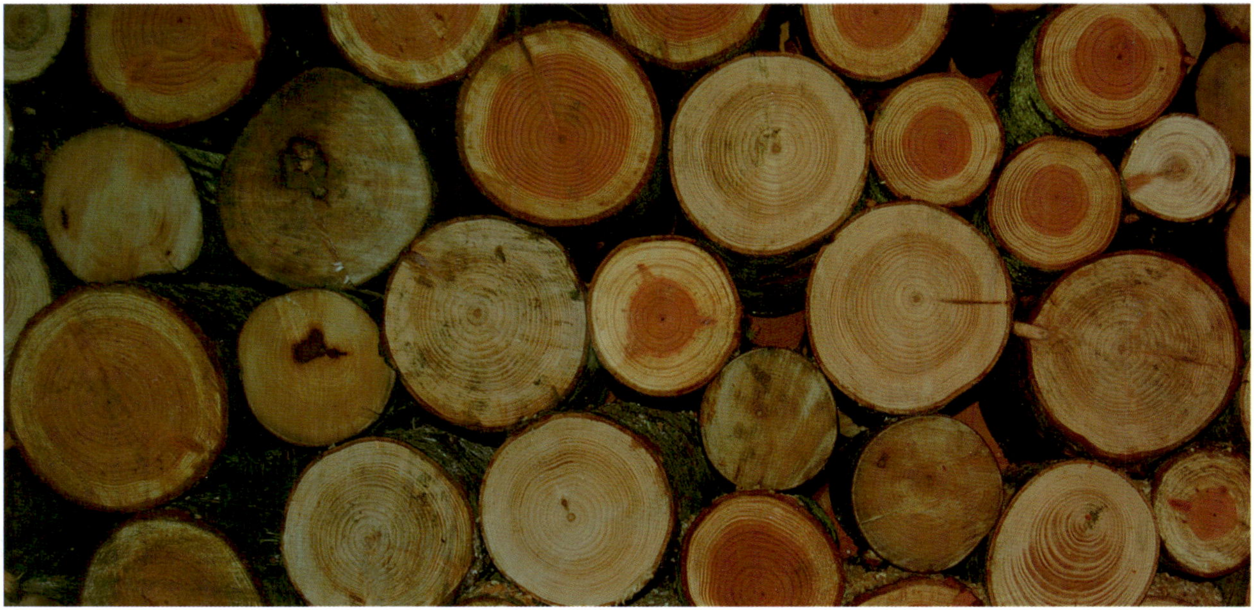

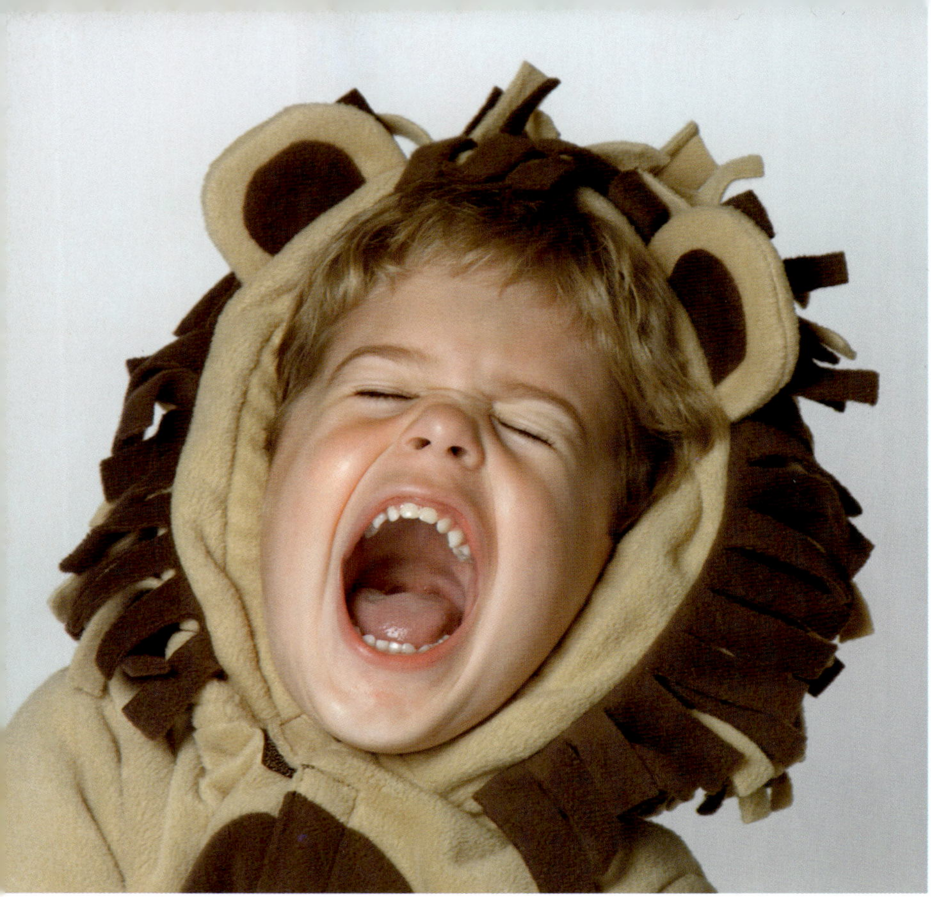

ÜBUNGEN ZUM HOLZELEMENT

Aufwärmübungen

Länderreise zum Thema Holz

Die Reise führt in das Land der »wütenden Menschen«. Stellen Sie sich gemeinsam vor, wie wütende Menschen gehen und machen Sie es nach. Man kann mit dem Fuß stampfen, wütend gucken, die Fäuste ballen, vor sich hin grummeln, schimpfen, schreien ...
Dann geht es mit einem Sprung in das nächste Land, in das Land der Löwen. Auf allen Vieren krabbelnd geht es nun als Löwe durch den Raum. Wie verhält sich ein Löwe? Er geht stolz mit erhobenem Kopf, schüttelt vielleicht seine prächtige Mähne, zeigt seine Krallen, fletscht die Zähne oder lässt ein Brüllen ertönen.

Holz-Hack-Übung

Wie ein Holzfäller breitbeinig hinstellen, locker in den Knien stehen und eine gedachte Axt in die Luft schwingen. Mit beiden Händen die Axt greifen und dann mit Kraft ein vorgestelltes Holz zerspalten. Dabei sausen die Arme schnell herunter. Wer mag, kann dabei noch laut »Ha« rufen.

Die Übungen helfen, Aggressionen und angestaute Gefühle abzubauen. So können Anspannungen und Blockaden auf körperlicher und emotionaler Ebene gelöst werden. In unserer westlichen Welt verbinden wir Wut mit etwas Negativem, dabei ist es ein wichtiges Gefühl, das auch Raum einnehmen darf. Wenn Wut immer zurückgehalten wird, setzt sie sich körperlich als Verspannung fest und die Holzenergie kann nicht gut fließen.

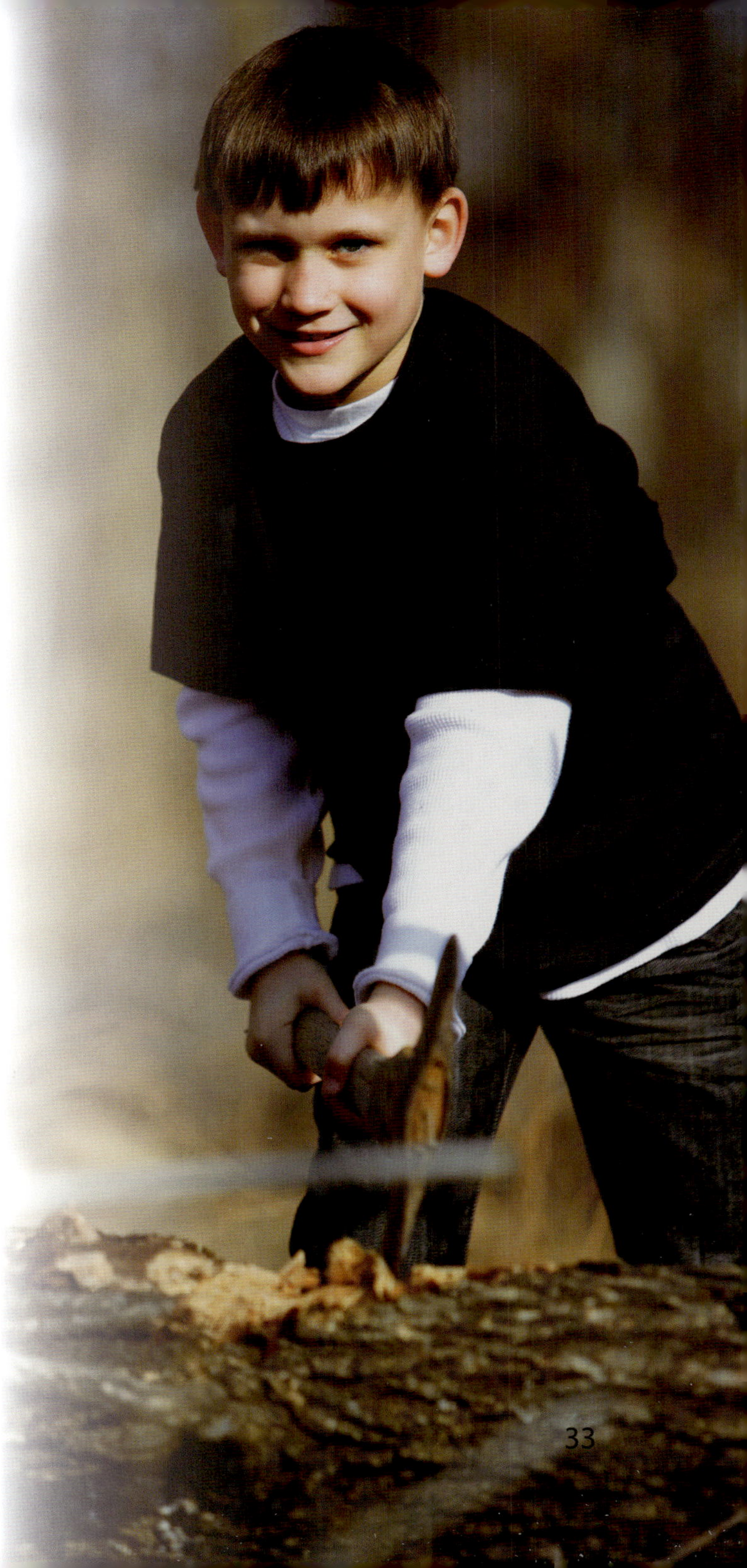

Holz-Säge-Übung

Setzen Sie sich mit gegrätschen Beinen gegenüber und fassen Sie sich an den Händen. Nun stellen Sie sich vor, dass Sie gemeinsam an einer großen Säge festhalten, um einen dicken Baumstamm durchzusägen. Bewegen Sie beim Sägen den Oberkörper vor und zurück, so dass eine große, gleichmäßige Bewegung entsteht. Achtung: nicht zu schnell werden und beide Beine gestreckt am Boden lassen!

Scheibenwischer

Diese Übung wird im Sitzen gemacht. Das eine Bein liegt ausgestreckt am Boden, das andere wird angewinkelt und in beide Ellenbeugen gelegt. Nun den Oberkörper mit dem Bein sanft hin und her bewegen, die Arme gehen dabei nach rechts und links wie Scheibenwischer.

Bei diesen Übungen werden die Leisten und die inneren Oberschenkel dort gelockert, wo der Lebermeridian entlangläuft.

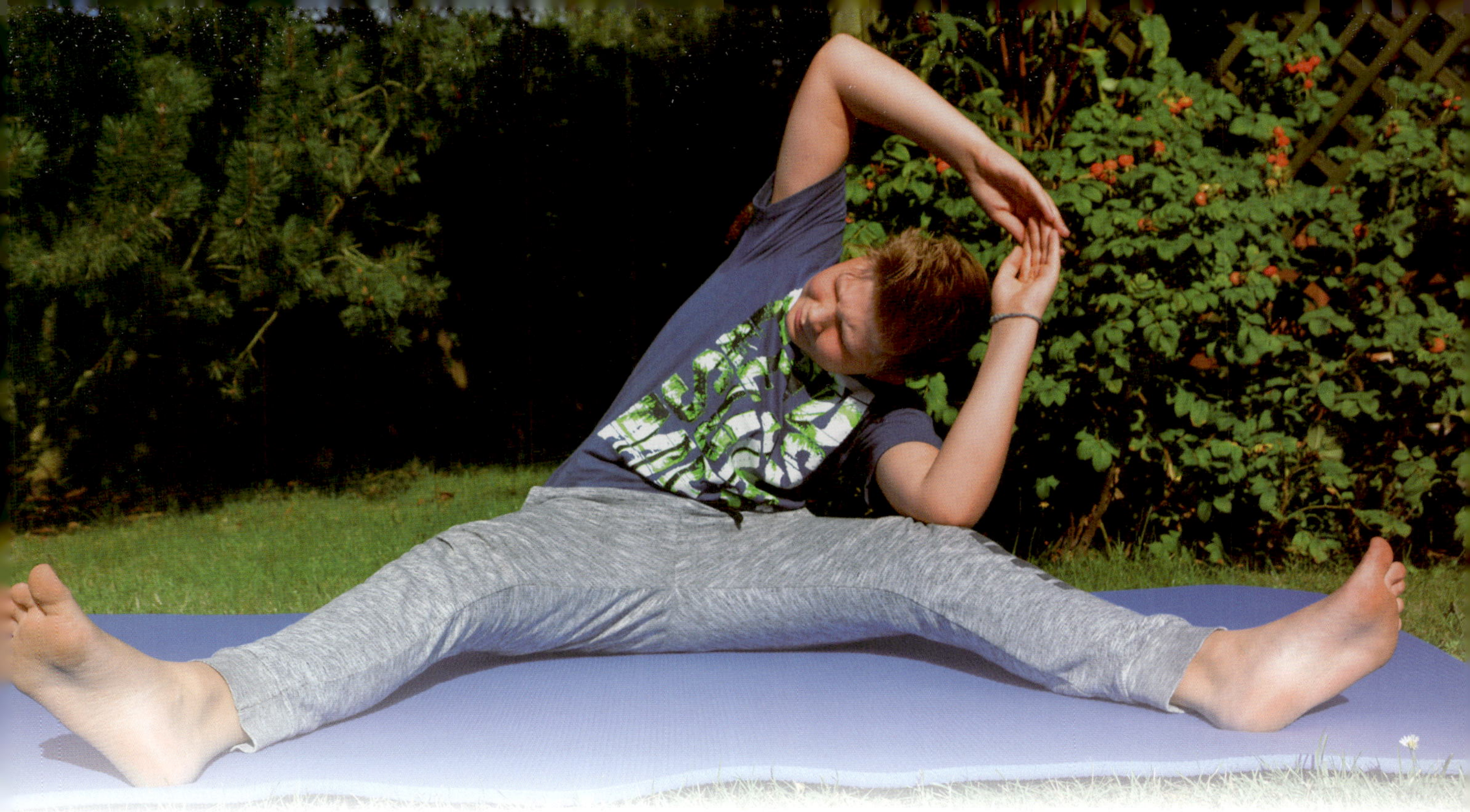

Dehnübungen

Dehnung des Leber- und des Gallenblasenmeridians

Im Sitz auf dem Boden werden beide Beine gestreckt zu den Seiten gelegt. Beim Einatmen die gestreckten Arme hoch zur Decke strecken, die Finger dabei verhaken. Mit der Ausatmung den Oberkörper zum rechten Bein zur Seite neigen und mit dem Ellbogen auf dem Oberschenkel abstützen. Dabei sollte versucht werden, unter dem linken Arm hoch zur Decke zu schauen. Danach die Übung auf der anderen Seite wiederholen.

Seitdehnung Stand

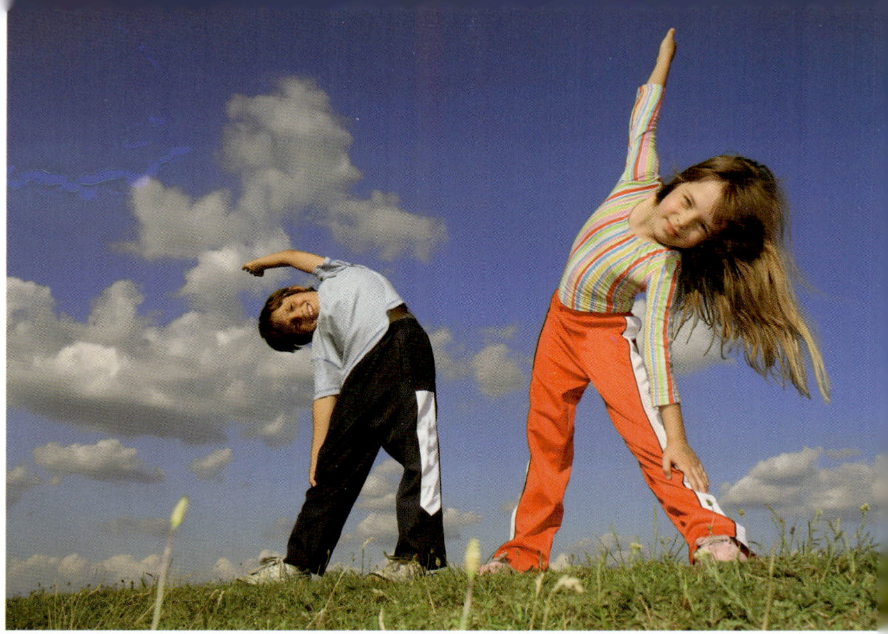

Im breiten Stand werden die Finger der rechten Hand lang ausgestreckt und dann der ganze Arm über die Seite nach oben und zur anderen Seite bewegt. Die andere Hand kann am Oberschenkel abgestützt werden.
Mehrmals tief und gleichmäßig in die gedehnte Seite atmen.

Dehnung im Vierfüßerstand

Im Vierfüßerstand werden gleichzeitig der rechte Arm und das rechte Bein gestreckt. Die Balance halten und langsam die rechte Körperseite nach oben zur Decke strecken. Arm und Bein hängen etwas herunter, der Oberkörper wird hoch zur Decke gewölbt wie ein Halbmond. Tief in die Seite hineinatmen.

Windmühle

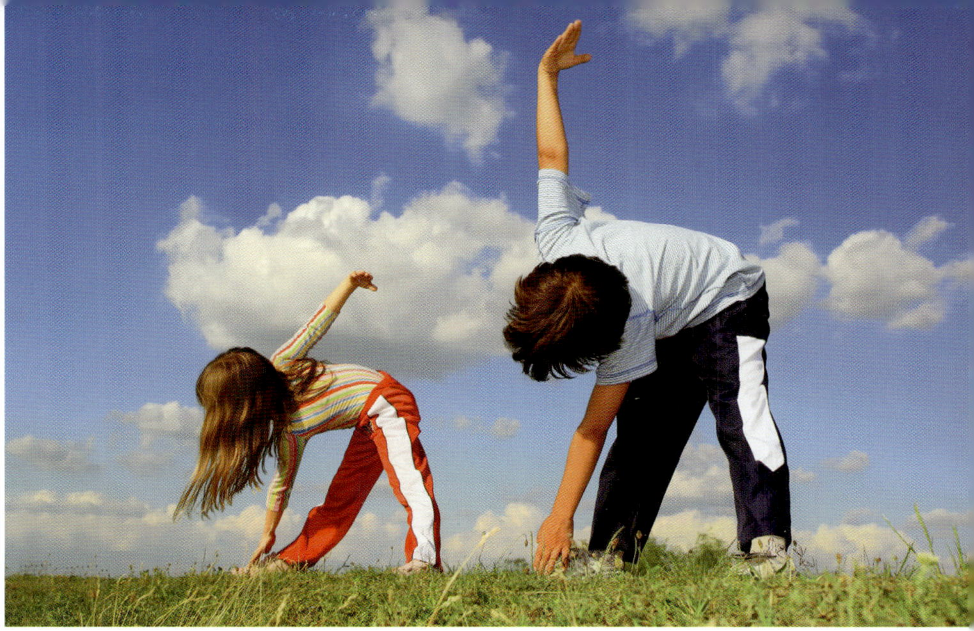

Bei dieser Übung wird im breiten Stand die linke Hand zum rechten Fuß geführt und der rechte Arm hochgestreckt. Dann die Armhaltung zur anderen Seite wechseln und mehrmals wiederholen.
Je nach Windstärke kann die Bewegung langsamer oder schneller sein ...

Erwachsene können die Übung auch einfacher gestalten und die Hand auf das entgegengesetzte Knie legen.

Mondsichel-Lage

Ausgangsposition ist die Rückenlage. Beide Arme werden gestreckt über dem Kopf abgelegt. Nun greift die linke Hand das rechte Handgelenk und zieht den rechten Arm am Boden nach links herüber. Dann wandern beide Beine gestreckt ebenfalls nach links und bleiben dicht aneinander liegen. Der Körper liegt nun wie eine Mondsichel am Boden.
Der Atem fließt ruhig und gleichmäßig in die gedehnte Seite hinein. Langsam wieder zur Mitte zurückkehren.

Oberschenkeldehnung

Wieder beginnt die Übung im breiten Stand. Dann wird das rechte Bein gebeugt, das linke Bein ist gestreckt und die Fußsohle bleibt möglichst dicht am Boden. Wer es schafft, kann ganz tief heruntergehen.
Wichtig ist, dass eine deutliche Dehnung an der Innenseite des linken Oberschenkels zu spüren ist. Das Ganze wird dann auf der anderen Seite wiederholt.

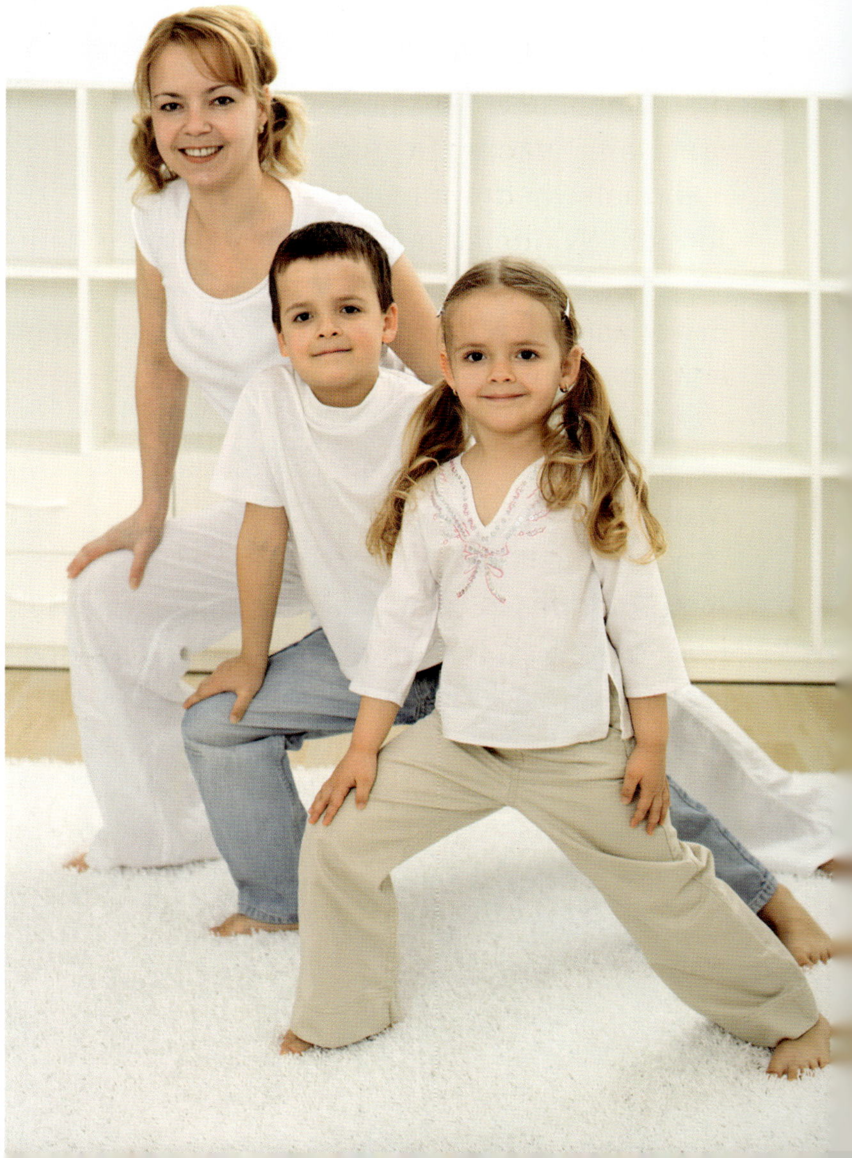

Diese Übungen dehnen den Leber- und den Gallenblasenmeridian und fördern den Durchfluss der Energie.

Kräftigungsübungen

Baum im Wind

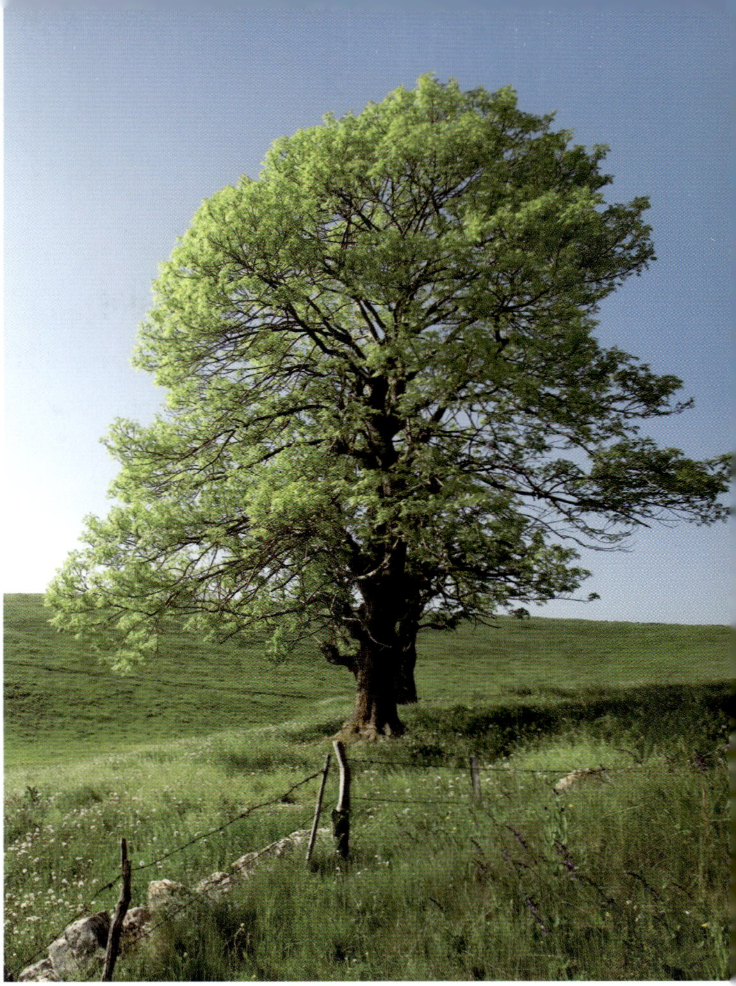

Bei dieser Übung stellt man sich vor, der eigene Körper sei ein schöner Baum. Geben Sie Ihrem Kind etwas Anleitung und beginnen Sie, sich tiefe, kräftige Wurzeln vorzustellen, die von den Fußsohlen in die Erde ragen. Lassen Sie Ihr Kind ruhig die Augen dabei schließen.

Nun geht es weiter mit dem Stamm des Baumes – den Beinen und dem Oberkörper. Was ist es für ein Stamm? Ist er glatt, rau, dunkel oder hell? Stellen Sie sich die Stärke des Stammes vor und erspüren Sie, wie über die Wurzeln immer neue Kraft aufgenommen wird. Weiter geht es zu den Ästen und Blättern. Welche Form und welche Farbe haben sie? Lassen Sie Ihr Kind die Arme wie Äste ausbreiten und in den Körper spüren. Sind die Äste genauso stabil? Nein, sie sind der bewegliche Teil des Baumes und können sich im Wind hin und her bewegen und sind biegsam. Versuchen Sie gemeinsam, diese Bewegung der Äste nachzumachen. Besprechen Sie im Anschluss, was Sie erlebt haben und welche Eigenschaften ein Baum hat. Er steht fest verwurzelt, ist stark und gleichzeitig beweglich und geschmeidig.

Der Baum

Im Stand versucht man, den einen Fuß an die Innenseite des Oberschenkels zu legen und dabei ruhig stehen zu bleiben. Die Hände liegen mit den Handflächen zusammengenommen vor dem Brustbein. Nun stellt man sich vor, man sei ein Baum, der tiefe Wurzeln in der Erde hat. Mehrere Atemzüge so verweilen und dann das Bein wechseln. Mit etwas Übung kann man auch versuchen, die Arme nach oben über den Kopf zu strecken. Die Handflächen berühren sich dabei immer noch.

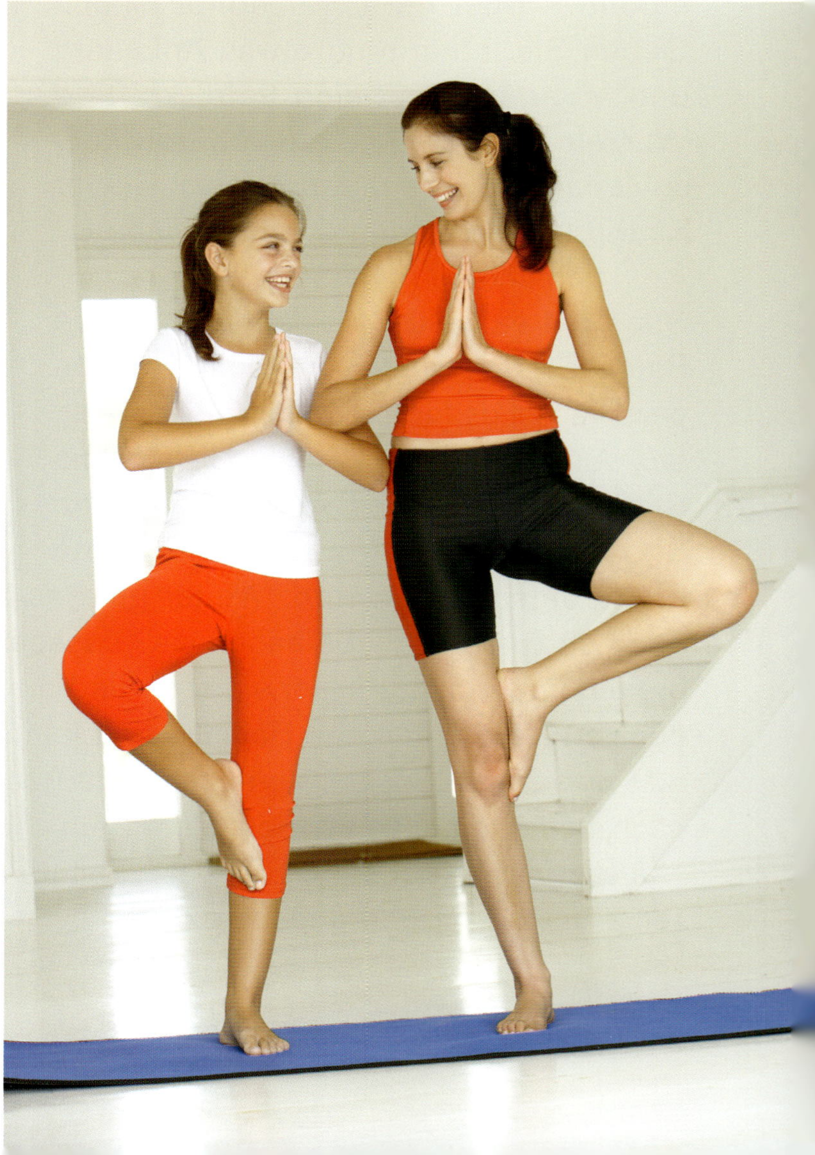

Diese Übung schult das Gleichgewicht, das Standvermögen und die Konzentration. Zu Beginn kann man auch den einen Fuß auf den anderen stellen, bis man sich sicherer fühlt.

Baumstark

Wie bei der Übung zuvor stellen Sie sich wieder vor, ein Baum zu sein. In der Vorstellung lassen Sie Ihr Kind tiefe, große Wurzeln von der Fußsohle in die Erde graben, die dort fest verankert sind. Nach der weiteren Vorstellung des kräftigen Stammes und der Krone erklären Sie ihm, dass Sie nun versuchen werden, diesen Baum aus der Erde zu heben, und versuchen dabei, Ihr Kind etwas hochzuheben.

Diese Übung macht Kindern viel Spaß. Lassen Sie das Kind sich anschließend vorstellen, dass die Wurzeln nicht mehr fest im Boden sind und es leicht ist wie ein Blatt im Wind. Versuchen Sie nun wieder, Ihr Kind hochzuheben, und spüren Sie gemeinsam den Unterschied.

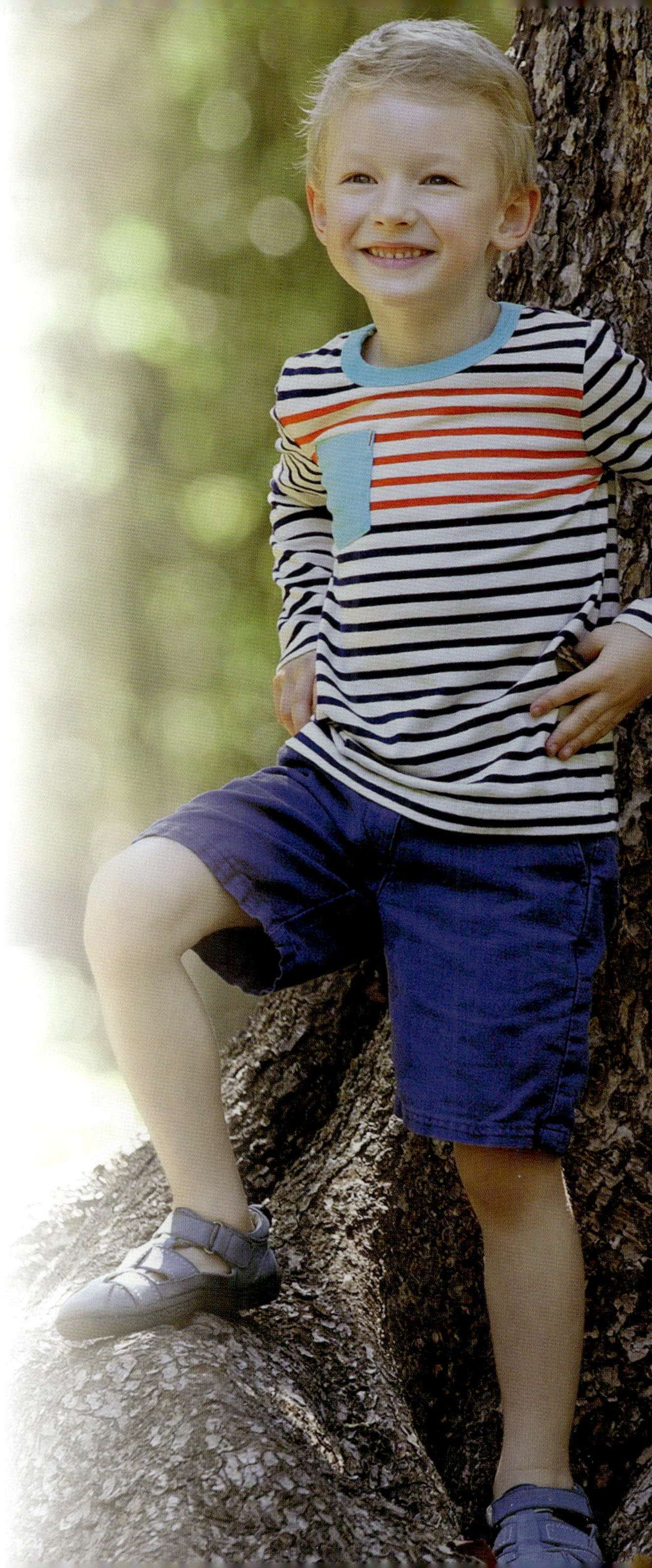

NATURERFAHRUNGEN ZUM HOLZELEMENT

Der Wald ist ein sehr guter Ort, um das Holzelement intensiv zu erleben. Nehmen Sie bei einem Waldspaziergang den Duft der Bäume in sich auf. Entdecken Sie mit Ihrem Kind die Unterschiede. Wie riechen Nadelbäume, wie riechen Laubbäume? Schauen Sie sich gemeinsam die verschiedenen Bäume an. Wie unterscheiden sich die Wurzeln, Äste und Blätter? Spüren Sie mit den Händen die Rinde der Bäume. Schließen Sie die Augen und spüren Sie gemeinsam die Stärke des Baumes. Eine besonders schöne Erfahrung ist es, einen Baum auszuwählen, der einem besonders gut gefällt, und ihn zu umarmen. Dabei kann man sich vorstellen, dem Baum Liebe zu schicken und seine Kraft in sich aufzunehmen.

Eine weitere Möglichkeit, das Holzelement intensiv zu erleben, ist der direkte Umgang mit dem Holz. Durch Schnitzen, Sägen, Feilen oder Schmirgeln verbindet man sich sehr mit diesem Element und kann es kreativ gestalten. Auch dabei können Unterschiede der Holzarten erfahren werden. Wer die Gelegenheit dazu hat, kann mit seinem Nachwuchs auch Holz hacken. Dabei sind natürlich Sicherheitsvorkehrungen wie eine Lederschürze wichtig, um Verletzungen zu vermeiden. Für Kinder ist es eine erhebende Erfahrung, mit eigener Kraft ein Holz zu spalten. Auch Holz stapeln, Zweige für ein Feuer sammeln, all diese Dinge lassen Kinderherzen höherschlagen.

DIE FARBE DES HOLZELEMENTS

Das Holzelement zeigt sich in der Farbe Grün. Grüne Kleidung oder auch ein Spaziergang über eine sattgrüne Wiese oder durch einen grünen Wald stärkt das Holzelement in uns.

TRAUMREISE ZUM HOLZELEMENT

Auf der beiliegenden CD finden Sie eine kindgerechte Traumreise zum Thema Holz unter der Nummer 2.

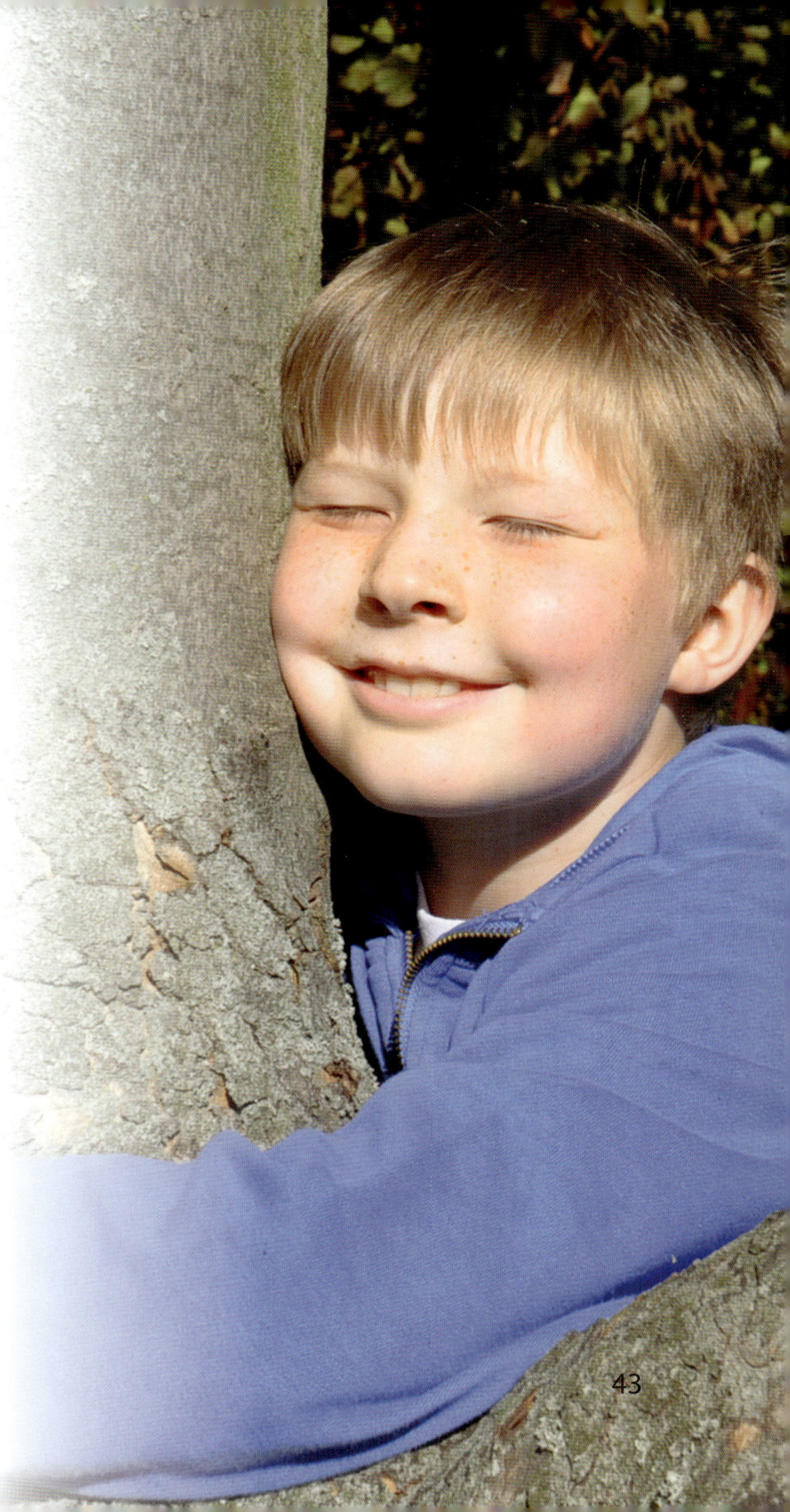

Feuer

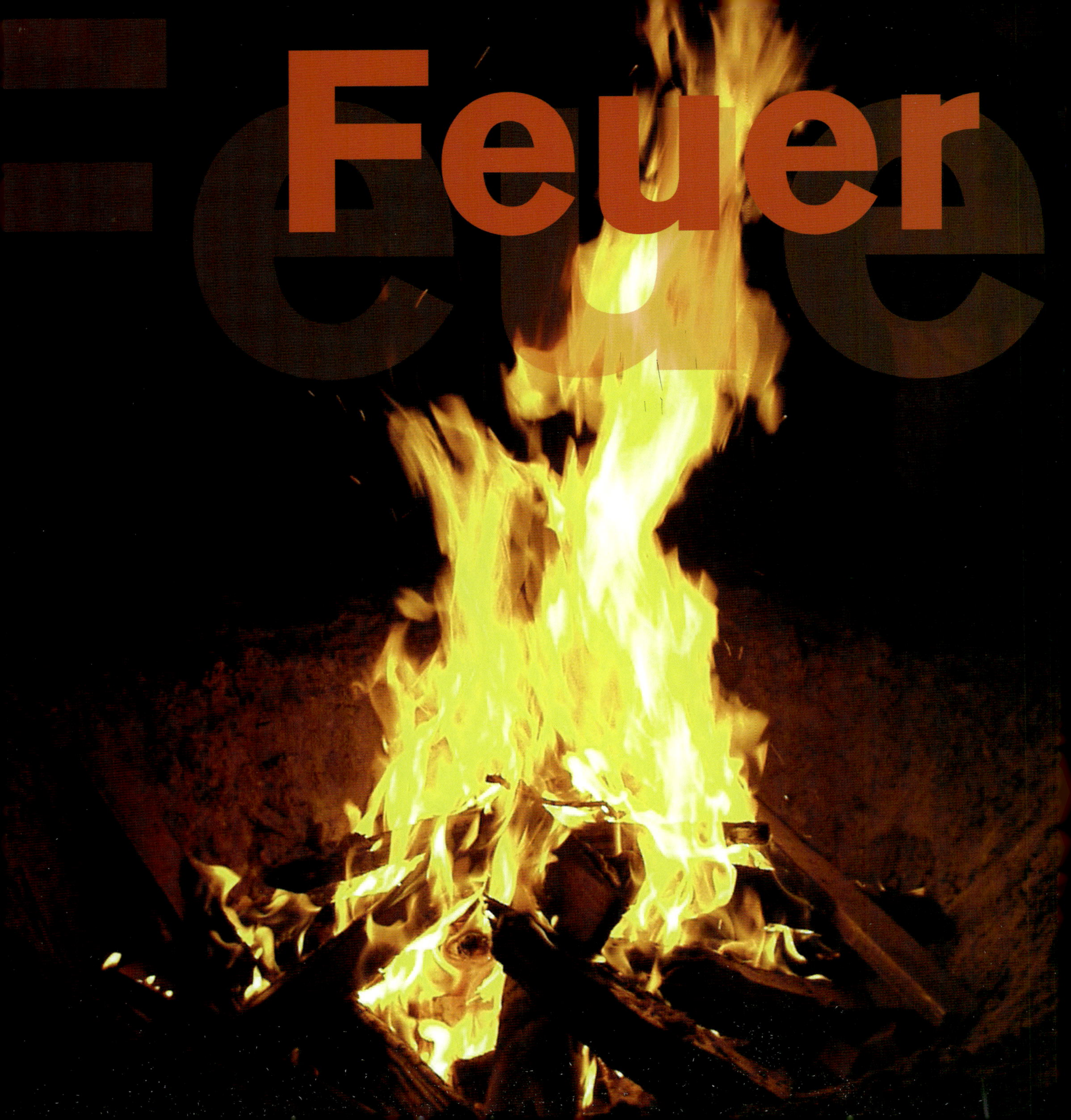

FEUERELEMENT

Bei dem Wort Feuer denken wir vielleicht an ein gemütliches Lagerfeuer oder das Knistern im Kamin. In früheren Zeiten diente das Feuer dazu, sich zu wärmen, ein Essen zuzubereiten oder sich vor wilden Tieren zu schützen. Seit Menschengedenken wird am Feuer gesungen, getanzt, gelacht, gesellig zusammengesessen. Feuer finden wir auch tief im Inneren der Erde. Bei Vulkanausbrüchen erleben wir das Feuerelement in seiner heftigsten Form. Auch der riesige Feuerball Sonne bringt uns mit Licht und Wärme die Grundlage für unseren Lebensraum.

Das Feuerelement stärkt Freude, Klarheit und Liebe.

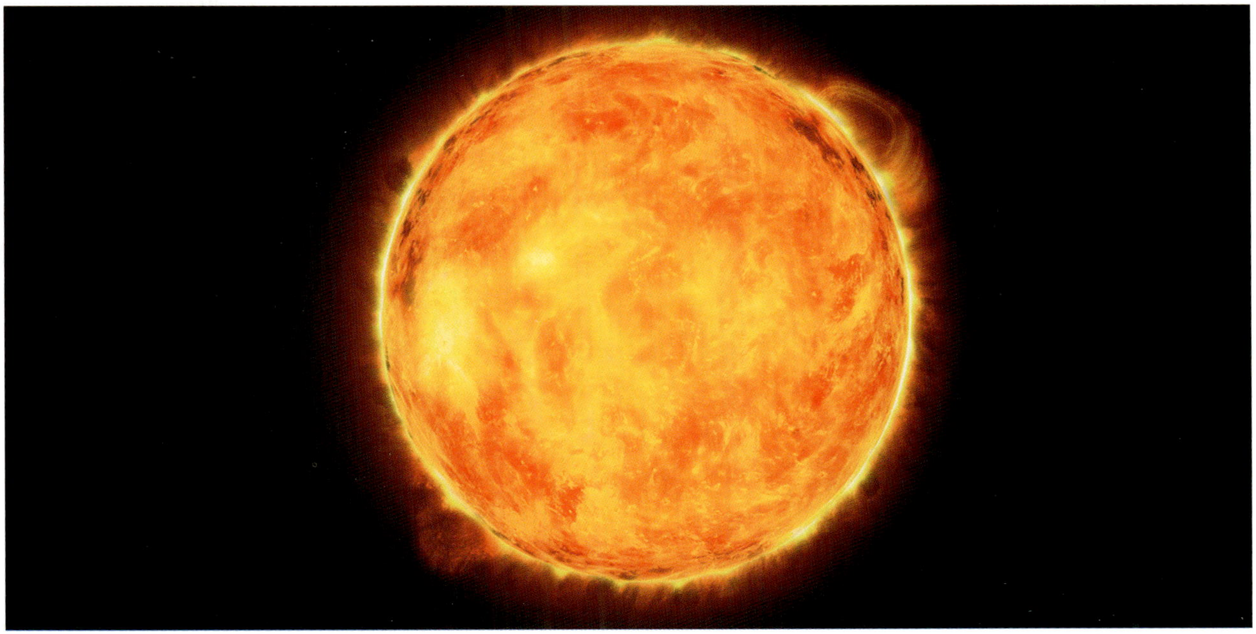

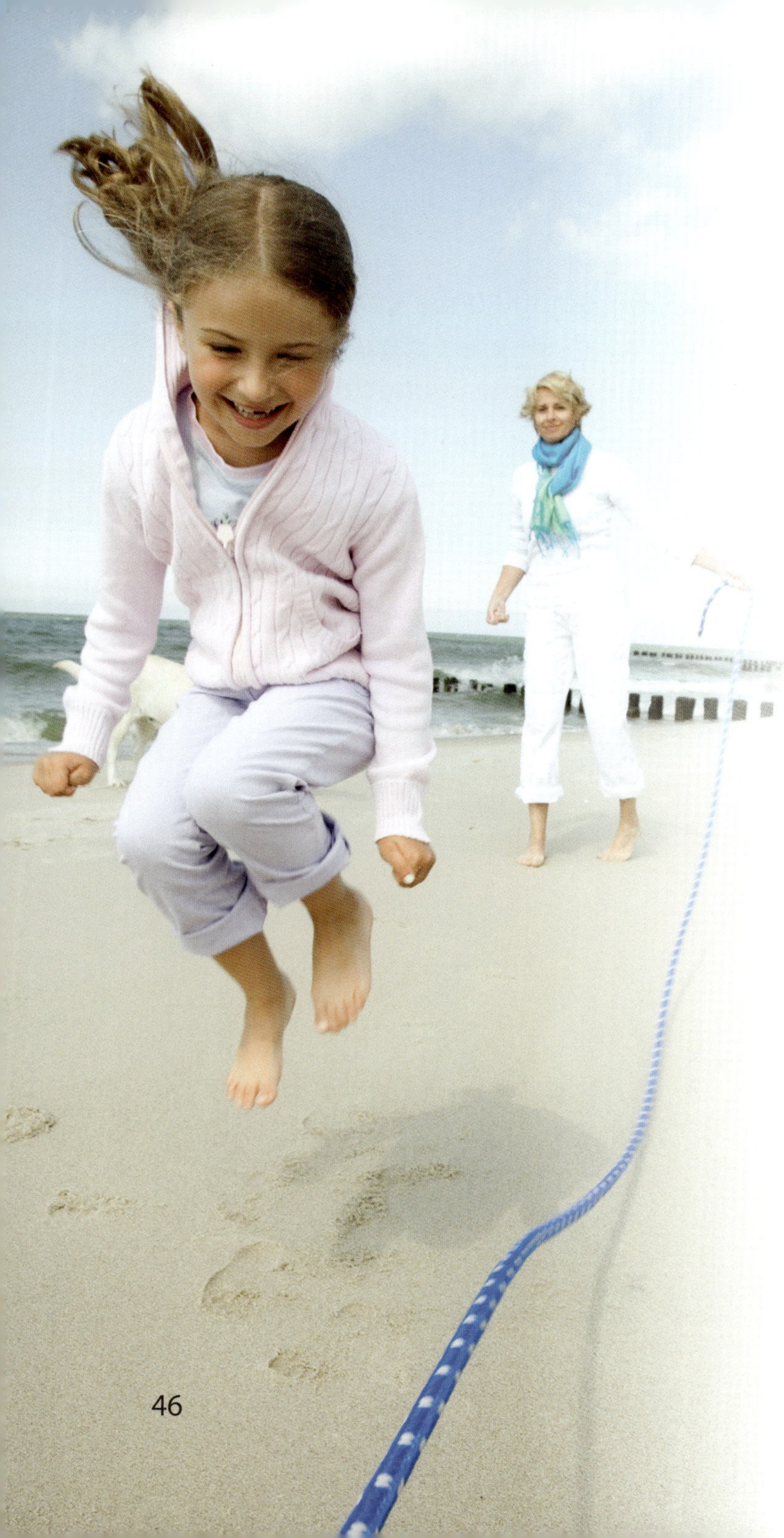

ÜBUNGEN ZUM FEUERELEMENT

Aufwärmübungen

Seilspringen

Das beliebte Seilspringen ist ein ideales Aufwärmtraining und macht Kindern besonders viel Spaß. Werden Sie doch auch mal wieder zum Kind und probieren Sie vorwärts oder rückwärts zu springen, mit beiden Beinen oder laufend – der Phantasie sind keine Grenzen gesetzt! Sicher kennt Ihr Kind viele Variationen aus der Schule oder dem Kindergarten und freut sich, wenn Sie etwas von ihm lernen!

Feuertanz

In die Mitte des Raums wird ein Stapel Decken oder Tücher als Feuer aufgeschichtet. Dann stellen sich alle Mitmachenden im Kreis um das gedachte Feuer. Es soll natürlich nicht angezündet werden ... Im Seitwärtsschritt geht es mal rechts und mal linksherum, erst langsam, dann schneller. Wer mag, kann dazu singen oder passende Musik auflegen.
Der Tanz kann nach Belieben mit eigenen Choreographien ergänzt werden. Viel Spaß macht es auch, wenn sich nacheinander jeder eine neue Schrittfolge oder eine Armhaltung ausdenkt.

Affentheater

Bei diesem Aufwärmspiel ist wieder Phantasie gefragt. Jeder macht einen Affen nach, trommelt sich mit den Fäusten auf die Brust, springt herum und macht affenartige Geräusche. Es darf gerne gelacht und gealbert werden, der Spaß steht an erster Stelle.

Das Trommeln auf dem Brustbein öffnet unseren Herzbereich und regt die Thymusdrüse an. Das Selbstbewusstsein und das Immunsystem werden gestärkt.

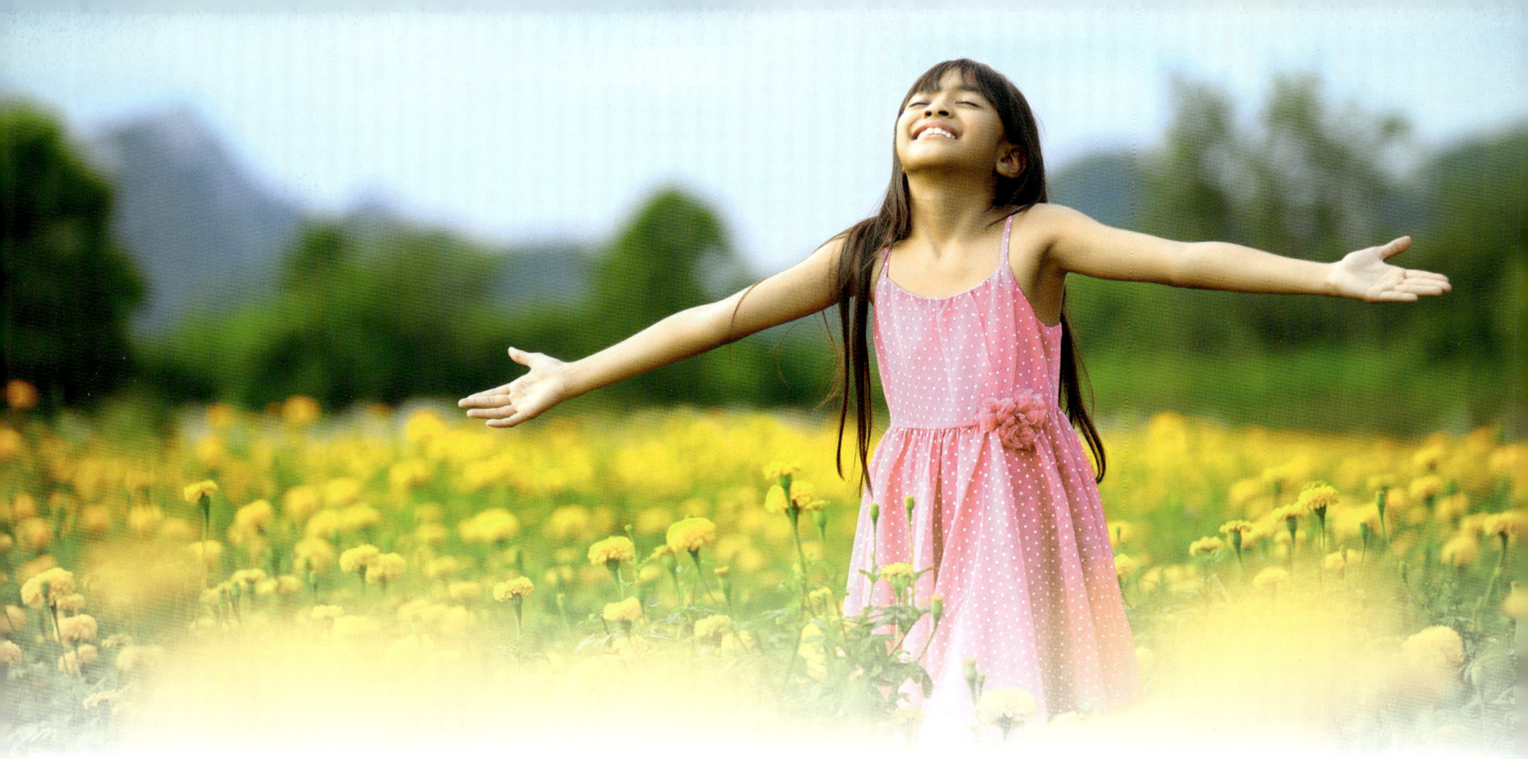

Sonnenübung

Bei dieser Übung stellt man sich vor, man sei eine wunderschöne, gelbe strahlende Sonne. Im Stand werden die Arme wie Sonnenstrahlen hoch zur Decke gestreckt. Dann gehen sie zurück vor die Brust und öffnen sich wieder, diesmal schräg nach oben. So geht es Stück für Stück nach unten, bis die Hände zu den Füßen zeigen.

Die Beine federn leicht dazu. Gerne kann man diese Übung auch springend durchführen. Beim Strecken der Arme sollten auch die Finger ganz langgestreckt werden, beim Beugen schließen sich die Finger zur Faust.

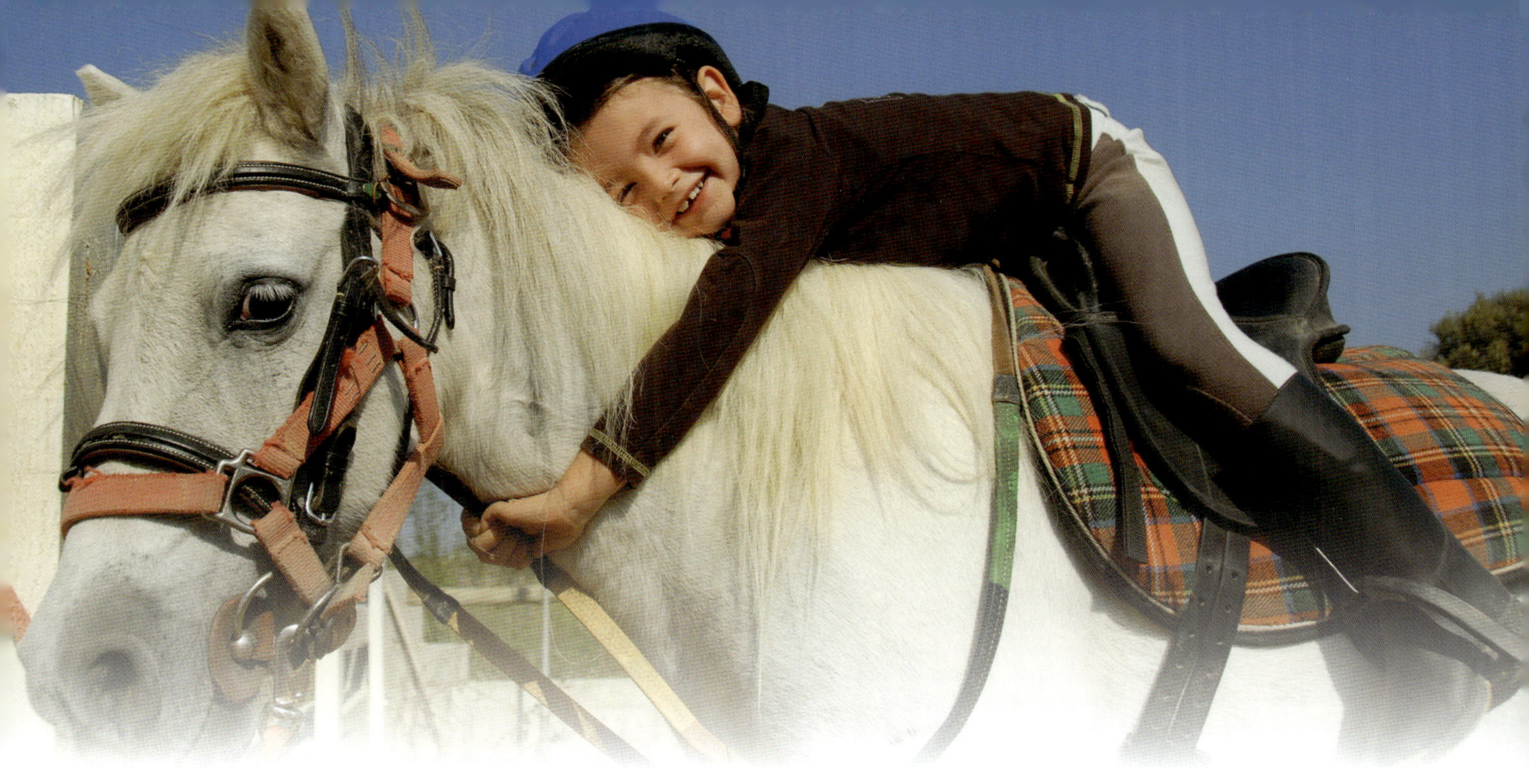

Pferderitt

Bei diesem Aufwärmspiel ist einer das Pferd und der andere der Reiter. Das Pferd läuft vorweg, der Reiter hinterher. Es geht im Schritt, Trab und Galopp durch die Gegend, über Baumstämme (zum Beispiel gerollte Decken oder Tücher), an Bäumen vorbei (zum Beispiel Stühle) bis zum Stall zurück. Anschließend werden die Rollen getauscht.

Lassen Sie sich von der Freude und Phantasie Ihres Kindes anstecken und spielen Sie dieses besonders bei Mädchen beliebte Spiel begeistert mit.

Dehnübungen

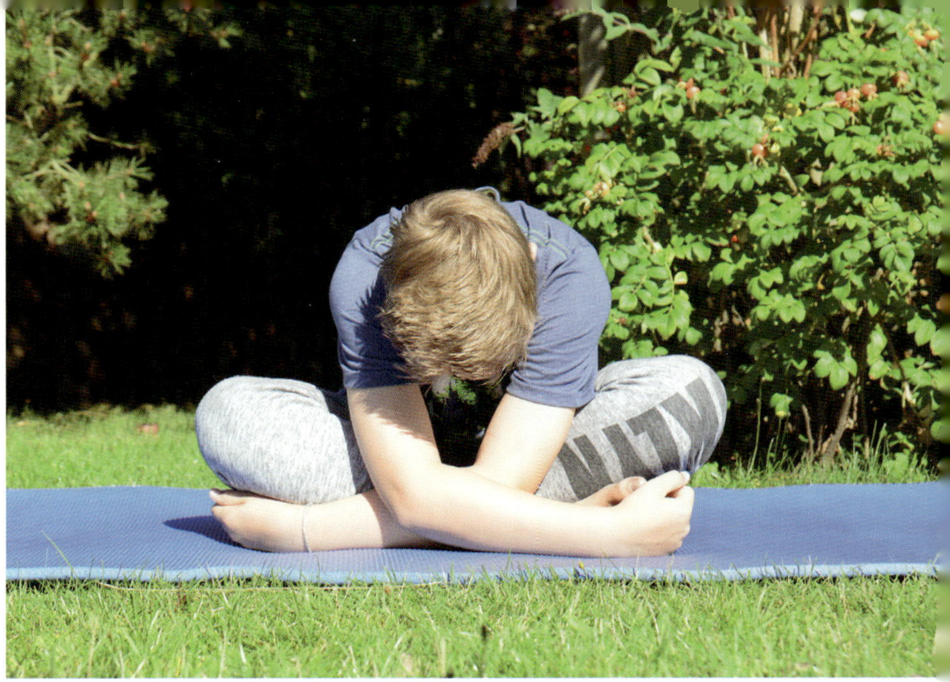

Dehnung des Herz- und des Dünndarm-meridians

Ausgangsstellung ist der Schneidersitz. Die Arme werden genauso überkreuzt wie die Beine liegen, das heißt, wenn das rechte Bein oben liegt, soll auch der rechte Arm oben sein. Mit dem Ausatmen den Oberkörper nach vorne sinken lassen und die Hände zu den Seiten schieben. Auch hier mehrere Atemzüge lang die Dehnung genießen. Dann die Arme und Beine andersherum überkreuzen und die Übung wiederholen.

Dehnung des Perikard- und des Dreifacher-Erwärmer-Merdians

Im Sitz werden die Fußsohlen aneinander gelegt und mit den Händen umfasst. Nun den Oberkörper nach vorne sinken lassen und die Ellbogen Richtung Erde schieben. Mehrere Atemzüge dort verweilen und dann langsam wieder heraufkommen.

Armdehnung im Stand

Der Arm wird waagerecht zur Seite gestreckt, die Finger sind gestreckt und der Daumen zeigt nach oben. Den Oberkörper mitdrehen und über die Schulter dem Arm nachschauen. Lassen Sie sich und Ihrem Kind Zeit zum Nachspüren, wo die Dehnung im Arm besonders zu spüren ist. Wechseln Sie im Anschluss die Seite.

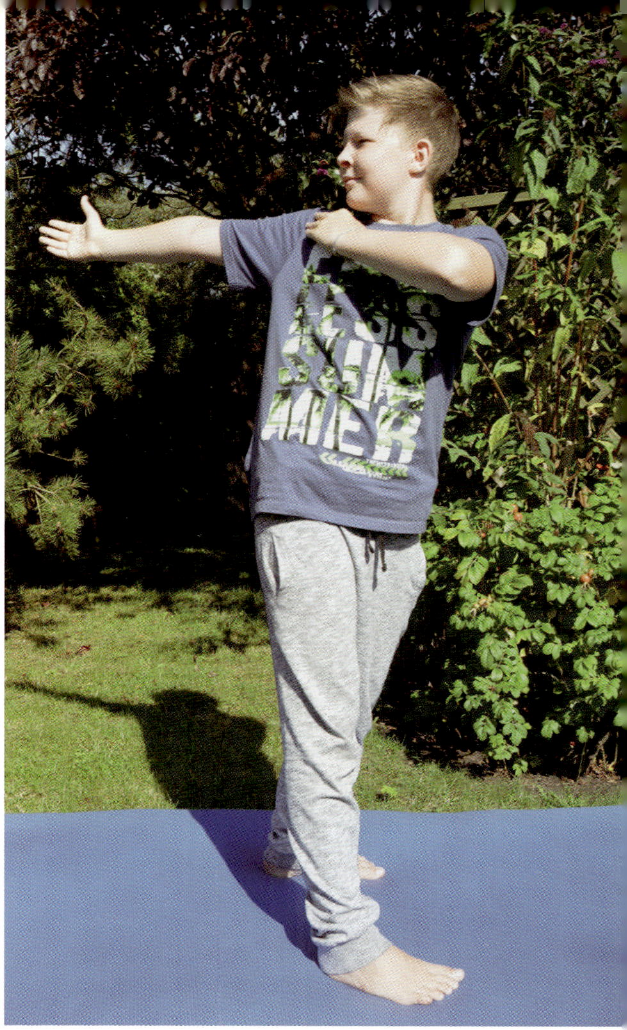

Fingerhaken

Diese Übung kann man im Sitzen oder Stehen ausüben. Der eine Arm wird von oben hinter den Kopf gelegt, so dass die Hand den Rücken herunter hängt. Mit der anderen Hand versucht man nun, die Fingerspitzen der hängenden Hand zu erreichen und die Finger ineinander zu verhaken. Anschließend das Gleiche mit der anderen Seite versuchen.

Oft sind deutliche Seitenunterschiede festzustellen. Sollten sich die Finger gar nicht berühren, kann man sich auch ein Hilfsmittel wie einen Stock oder ein Handtuch als Verbindungsstück dazunehmen.

Untere Drehlage

In der Rückenlage werden beide Beine aufgestellt und die Arme zu den Seiten ausgebreitet. Nun die Knie zur einen Seite sinken lassen, den Kopf zur Gegenseite drehen. So eine Weile entspannt liegen bleiben und tief und ruhig weiter atmen.

Alle beschriebenen Dehnübungen wirken auf die Feuer-Meridiane des Schulter-Armbereichs und verbessern den Durchfluss der Energie. Versuchen Sie, diese Übungen mit Ihrem Kind ganz in Ruhe zu machen und es zu ermuntern, in der Dehnhaltung etwas zu verweilen.

Kräftigungsübungen

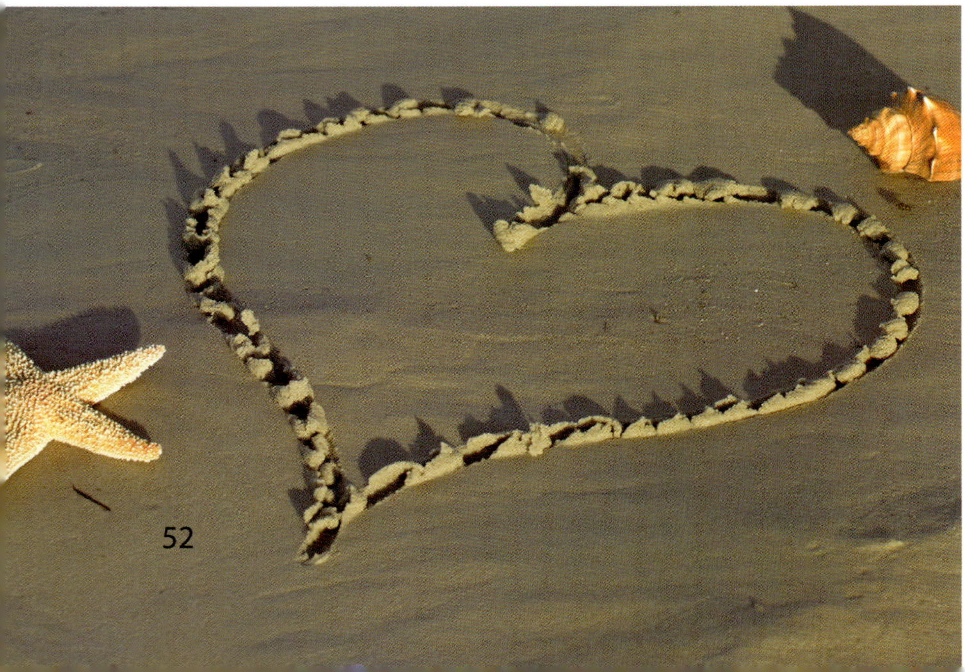

Das Herz öffnen

Diese Übung kann im Stehen oder Sitzen durchgeführt werden. Beide Arme werden seitlich nach oben über den Kopf angehoben, als wolle man einen Krug greifen. Die Fingerspitzen zeigen dabei nach oben.

Dann wird der gedachte Krug vor dem Gesicht entlang nach unten geführt bis vor die Brust. Man kann sich dabei vorstellen, wie dieser Krug mit ganz viel Freude gefüllt ist, die wir in unser Herz aufnehmen.
Anschließend werden die Handflächen nach vorne gedreht und die Arme langsam zu den Seiten geführt, bis sie wieder neben dem Körper hängen. Bei dieser Bewegung kann man sich eine Lotusblüte vorstellen, die sich nach vorne hin öffnet. Diesen Ablauf dreimal wiederholen. Beim letzten Mal werden die Hände nicht nach vorne gedreht, sondern die Handflächen werden aneinander gelegt und die Arme langsam nach unten bewegt.

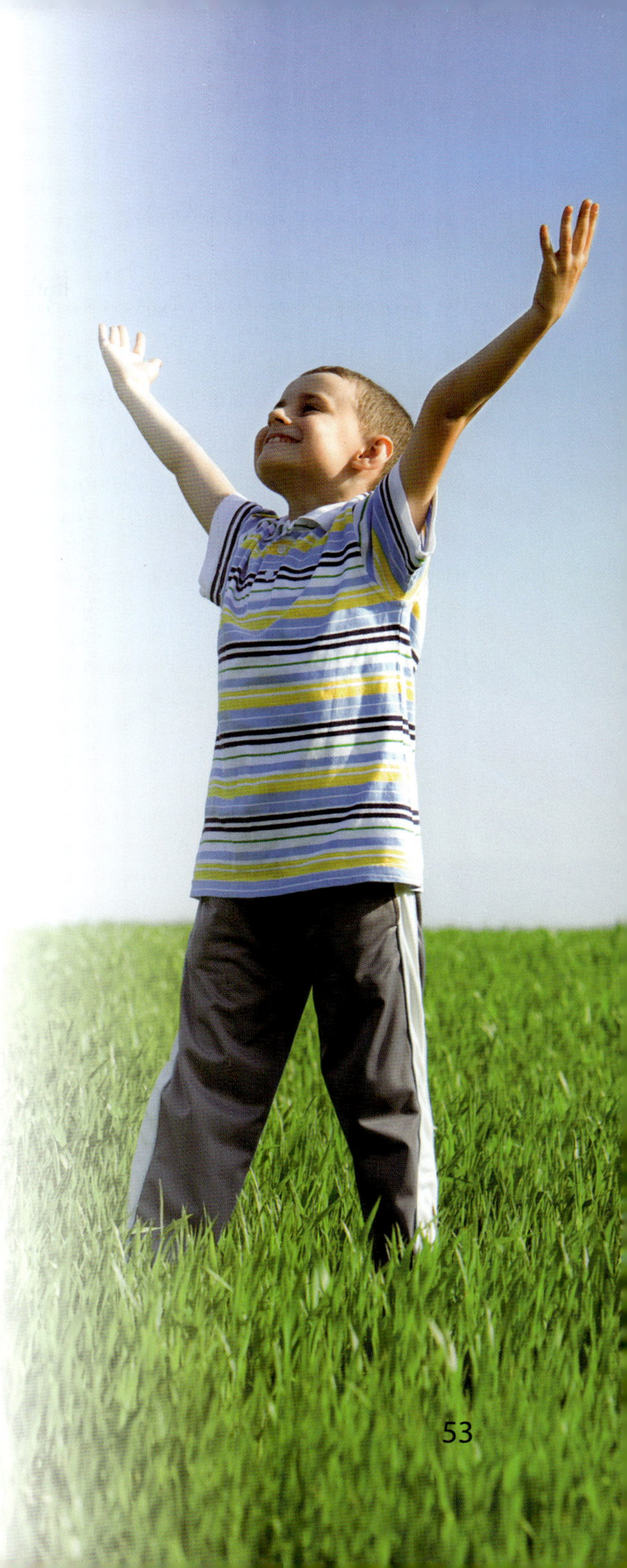

Diese Qi-Gong-Übung wirkt beruhigend und beglückend auf den ganzen Menschen. Sie öffnet den Brustkorb und das Herz und lässt Freude herein.
Sie können sich gemeinsam mit Ihrem Kind den Inhalt des Krugs ausdenken. Es kann Licht, Wasser, Lach-Wasser oder Ähnliches sein. Wichtig ist, dass Sie das Gefühl von Freude damit verbinden.

Die Sonne umarmen

Im Stehen stellen Sie sich mit geschlossenen Augen eine wunderschöne, strahlende, helle Sonne vor. Dann versuchen Sie, diese Sonne mit all ihrer Kraft und Schönheit mit den Armen zu umfassen. Anschließend bewegen sich die Hände langsam auf den Bauch zu und schieben die Sonne in der Vorstellung in den Bauch hinein. Diese Bewegung kann man ruhig mehrmals wiederholen. Hilfreich ist dabei die Vorstellung, das Licht, die Kraft und die Wärme der Sonne in sich aufzunehmen.

Fragen Sie Ihr Kind nach seinen Bildern und Wahrnehmungen. Ist die Wärme im Bauch zu spüren?

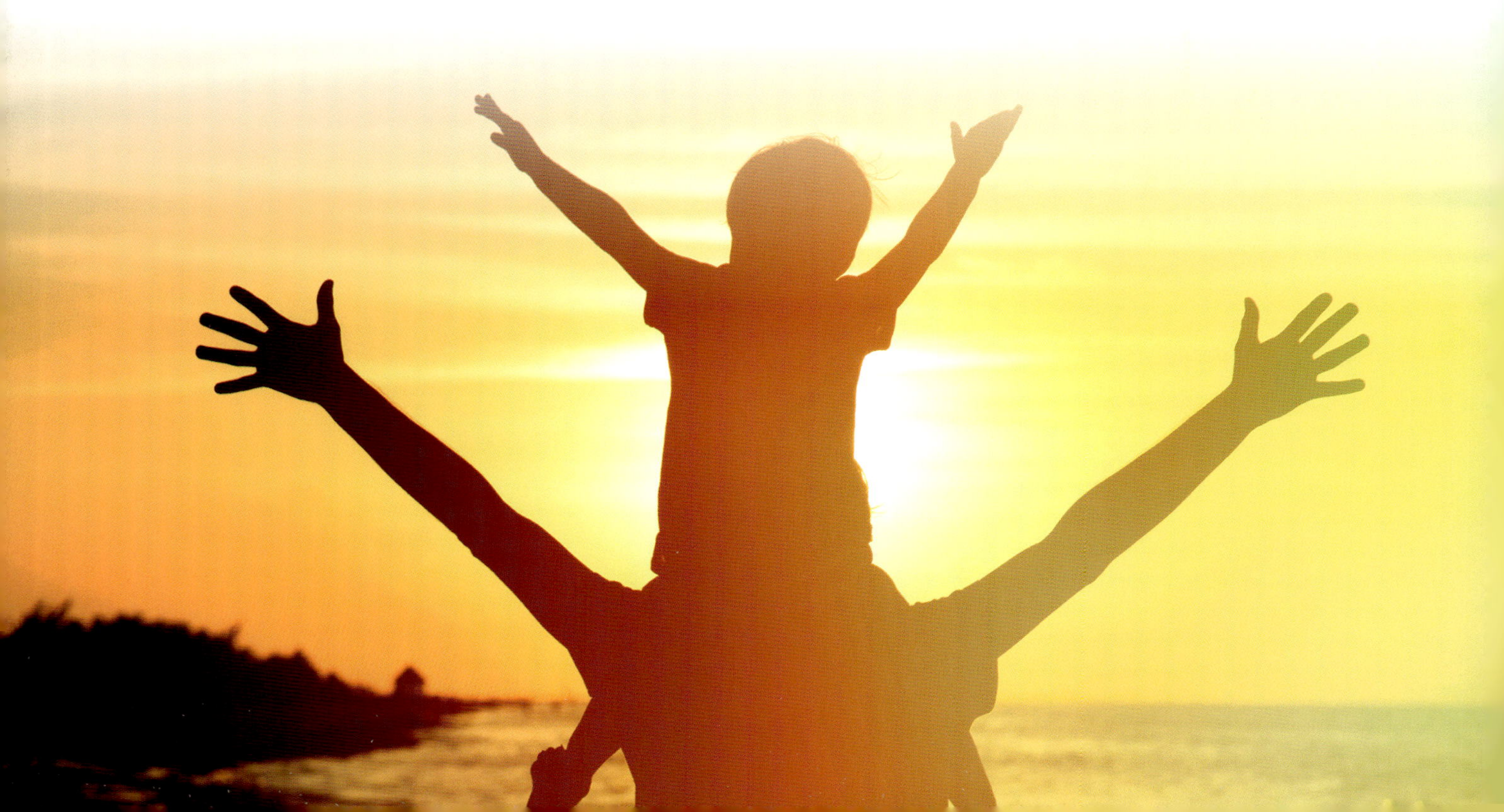

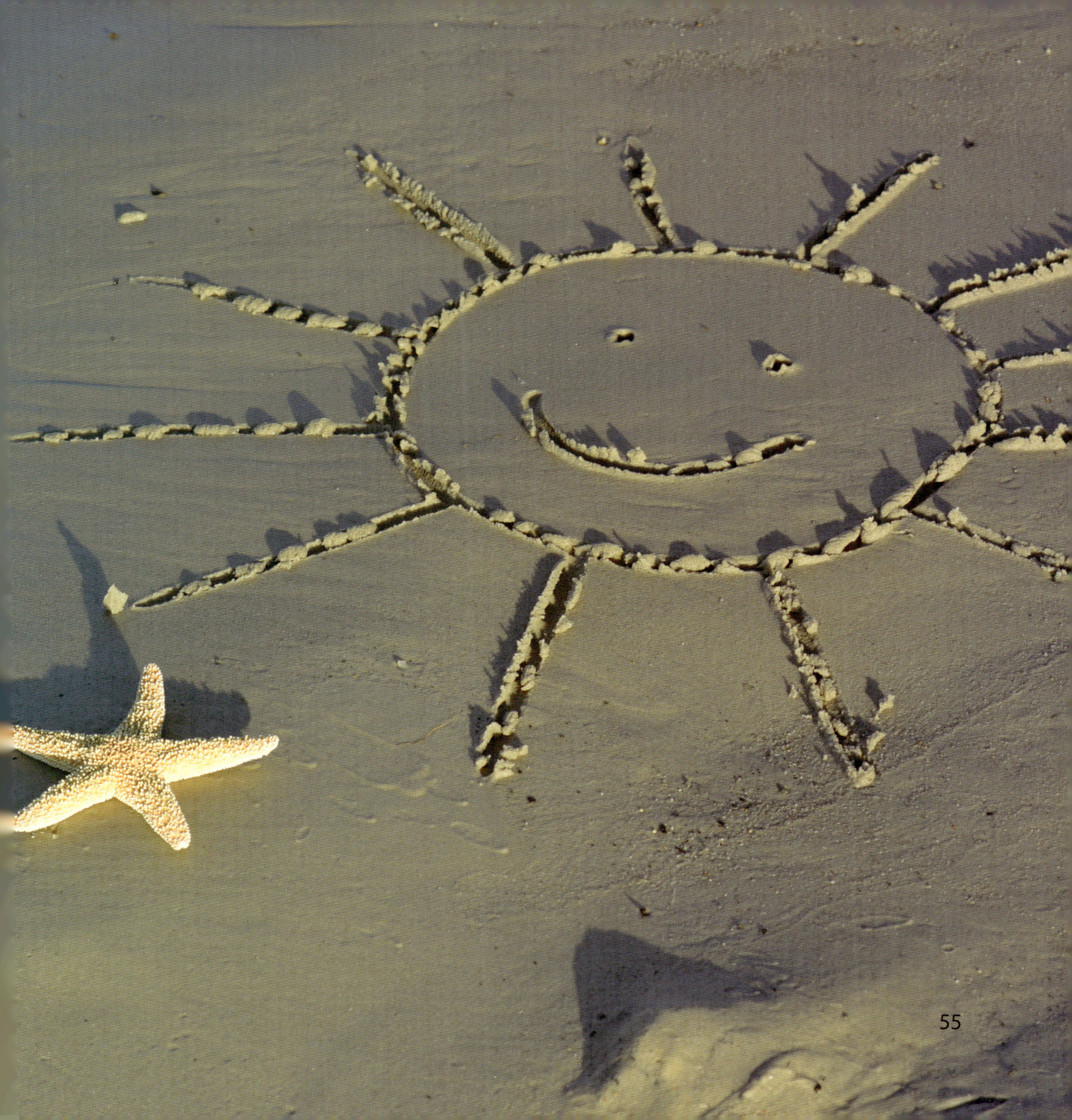

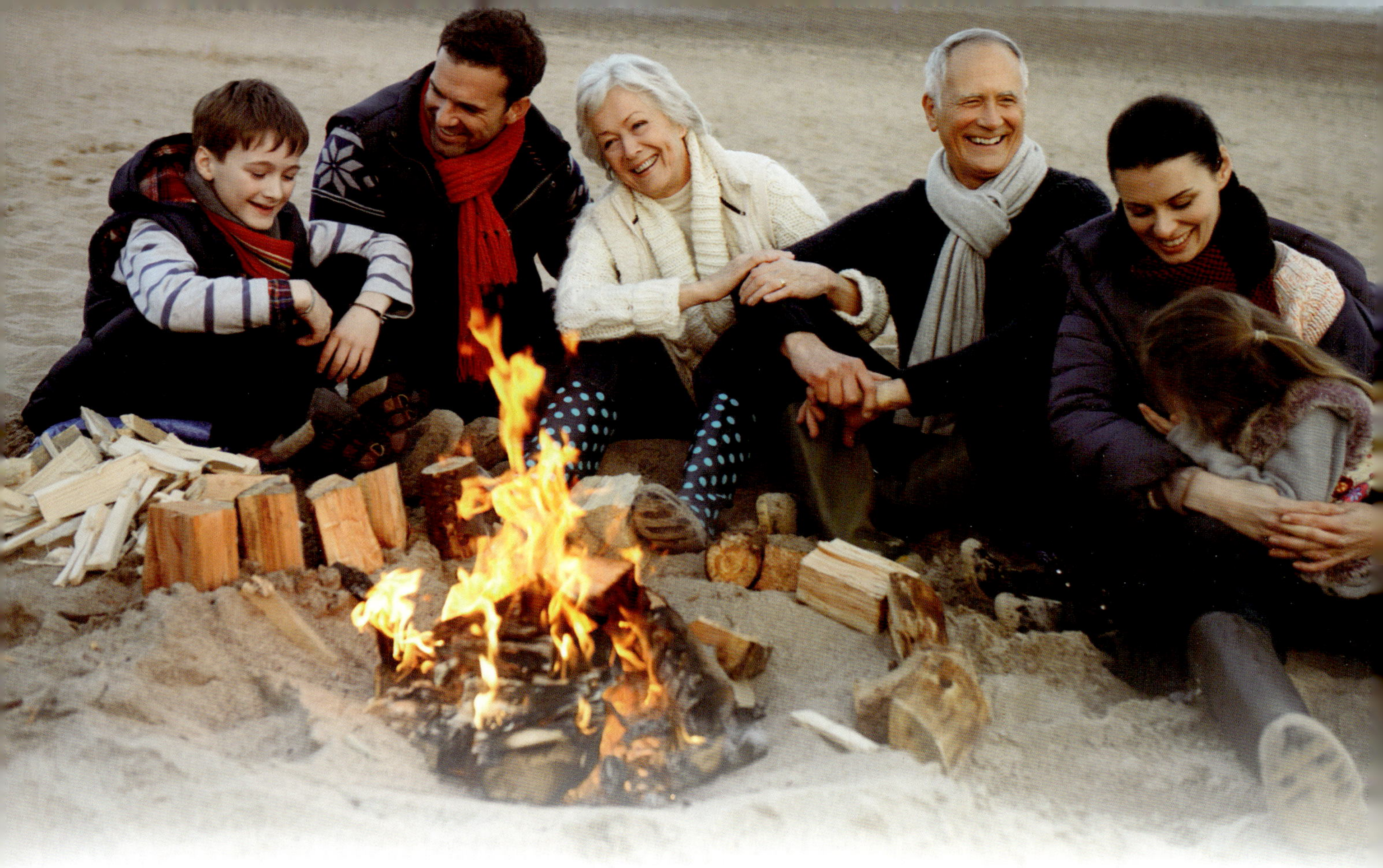

NATURERFAHRUNGEN ZUM FEUERELEMENT

In der Natur können wir die Wärme und das Licht der Sonne in uns aufnehmen. Gehen Sie mit Ihrem Kind bei nicht zu warmem Wetter in die Sonne und breiten Sie die Arme aus. Schließen Sie die Augen und stellen Sie sich vor, wie die Wärme und das Licht der Sonne in Ihren Körper strömen und ihm neue Energie bringen. Oder schauen Sie sich in Ruhe einen Sonnenuntergang an und verfolgen Sie das Farbenspiel am Himmel.

Sehr gut lässt sich das Feuerelement natürlich an einem Lagerfeuer erleben. Kinder lieben es, das gesammelte Holz aufzuschichten und anschließend um das warme Feuer zu sitzen. Stundenlang können sie die Flammen beobachten, Stockbrot oder Würstchen grillen oder unter Beaufsichtigung etwas kokeln. Im Alltag kann Ihr Kind eine Kerze anzünden und Sie können im Schein der Kerze über das Feuer sprechen. Wer einen Kamin hat, kennt diese gemütlichen Stunden vor dem heimeligen Feuer.

DIE FARBE DES FEUERELEMENTS

Wenn Sie das Feuerelement bei Ihrem Kind oder sich selbst stärken wollen, können Sie die Farbe Rot für Ihre Umgebung oder Kleidung wählen.

TRAUMREISE ZUM FEUERELEMENT

Eine passende Traumreise zum Thema Feuerelement finden Sie auf der beiliegenden CD unter der Nummer 3.

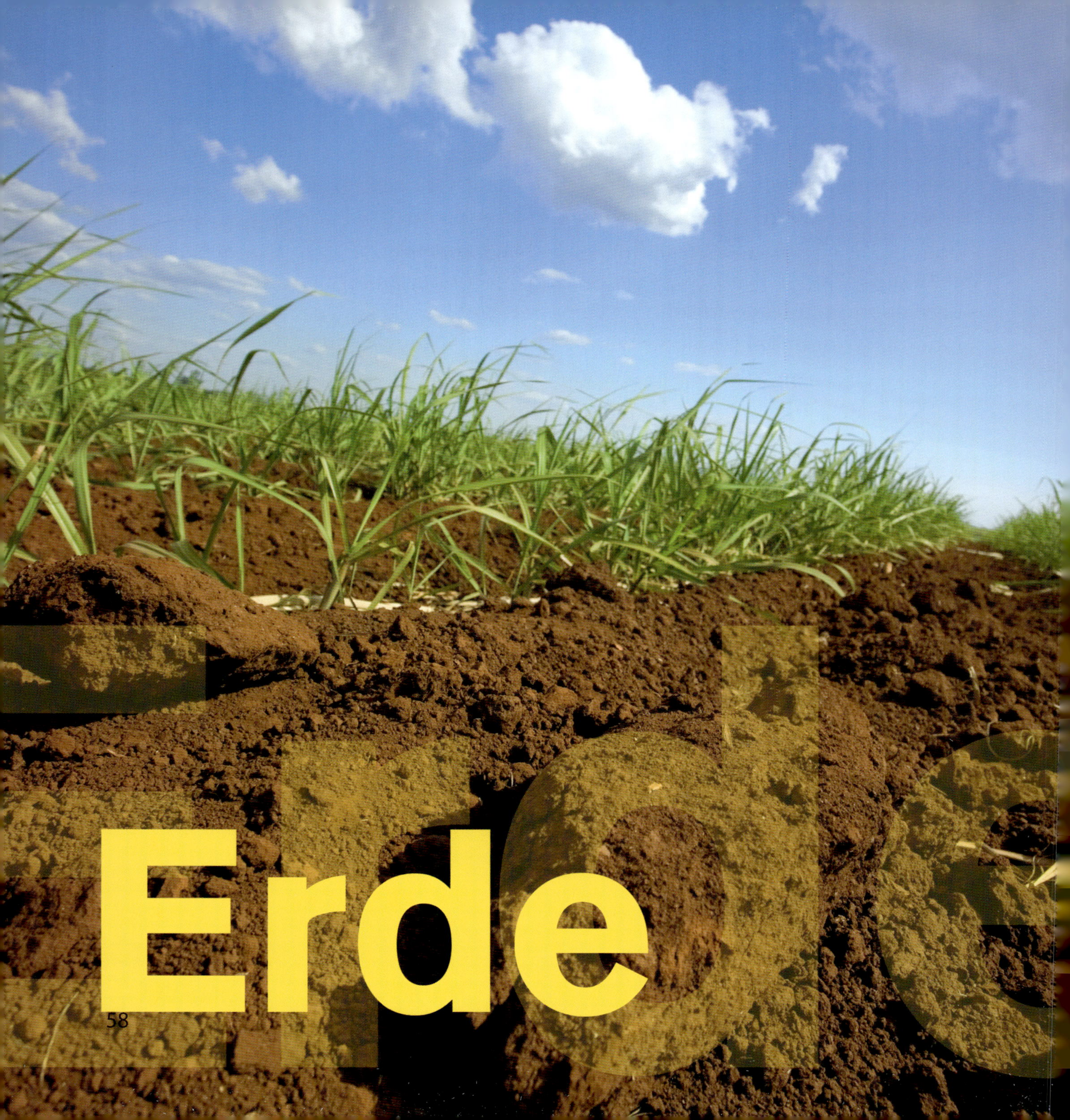

Erde

ERDELEMENT

Täglich bewegen wir uns auf der Erde. Sie bietet uns festen Boden unter den Füßen, ist unsere Basis und gibt uns Halt und Sicherheit. Als Mutter Erde schenkt sie uns Geborgenheit und ein wunderbares Zuhause. Sie gibt den Wurzeln Halt, lässt Samen zu Pflanzen reifen und ernährt uns. Es gibt viele verschiedene Bodenarten: Waldboden, Sand, Steine, Gebirge, Sumpf ... In der Erde finden wir Edelsteine, Gold und andere Schätze. Im Kreislauf der Elemente wird aus der Asche des Feuers wieder Erde.

Das Erdelement gibt uns Geborgenheit, Sicherheit und Standfestigkeit.

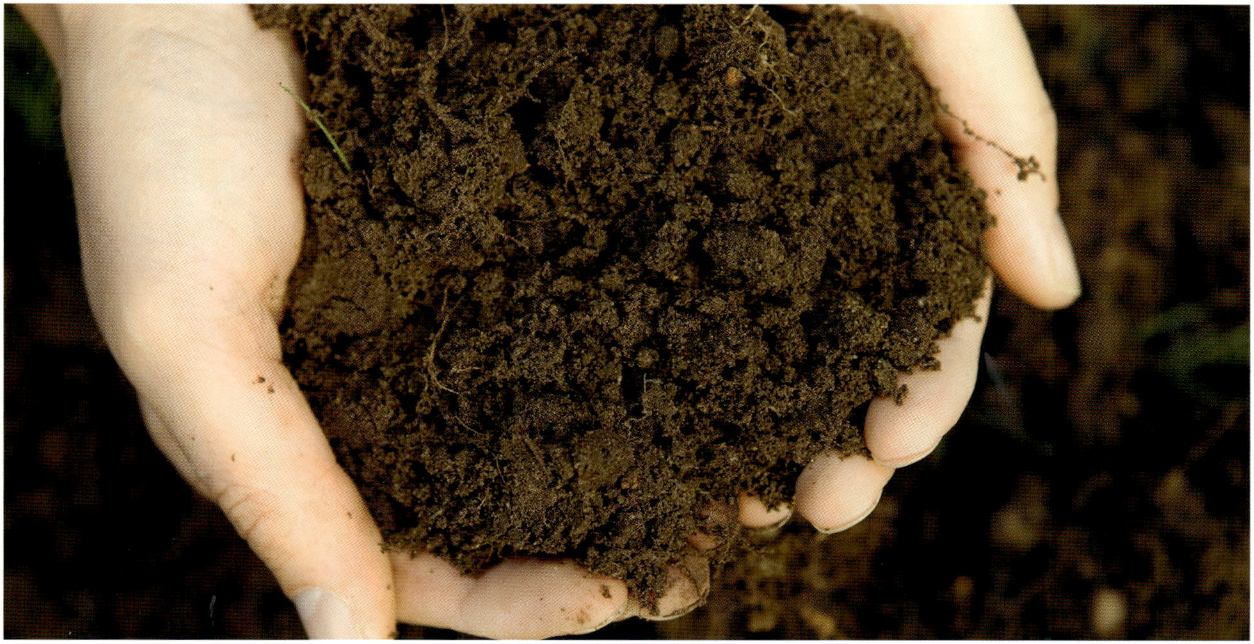

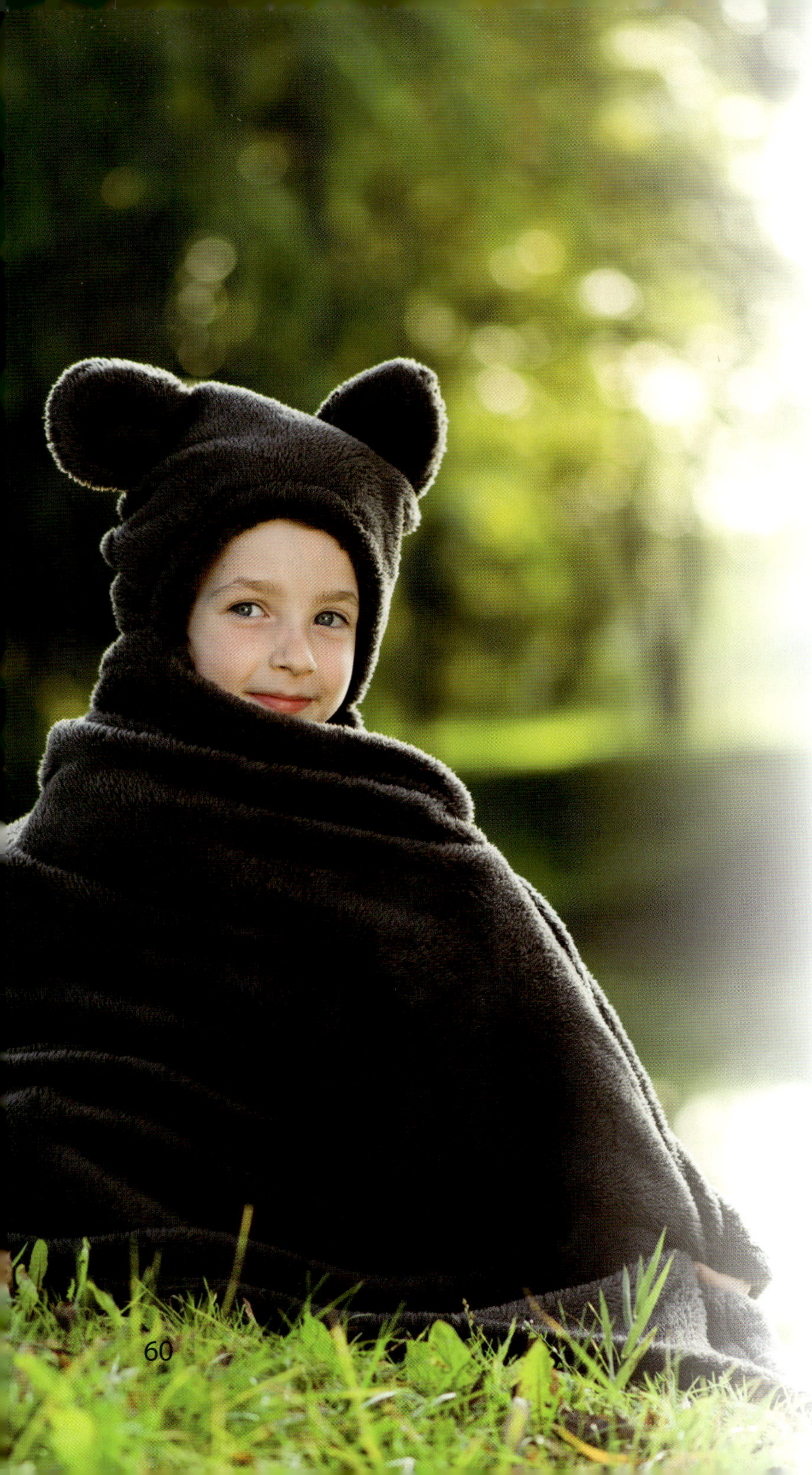

ÜBUNGEN ZUM ERDELEMENT

Aufwärmübungen

Länder-Reise

Es geht bei dieser Übung um das Wahrnehmen der Erde mit den Füßen. Wir betreten in unserer Vorstellung das Land der Bären und gehen mit großen Bärenschritten durch den Raum. Gerne kann auch das Brummen der Bären nachgemacht werden. Dann machen wir einen Hüpfer und gelangen so in das Land der Frösche. Nun geht es mit großen oder kleinen Sprüngen quer durch den Raum, vielleicht auch mit einem lauten Gequake.

Gang-Variationen

Beim Gehen durch den Raum oder im Freien werden verschiedene Gangarten ausprobiert. So kann man riesengroße Schritte machen, winzig kleine Schritte, man kann auf Zehenspitzen und auf den Fersen gehen.
Je nach Alter Ihres Kindes können Sie sich gemeinsam Tiere oder Wesen dazu vorstellen, zum Beispiel Zwergenschritte, das Schleichen eines Fuchses oder Ähnliches.

Vierfüßergang

Erkunden Sie auf allen Vieren den Raum. Spüren Sie die unterschiedlichen Bodenbeläge. Sie können auch über bereitgelegte Kissen oder Decken krabbeln. Varriieren Sie die Geschwindigkeit, einmal langsam, einmal schnell ...

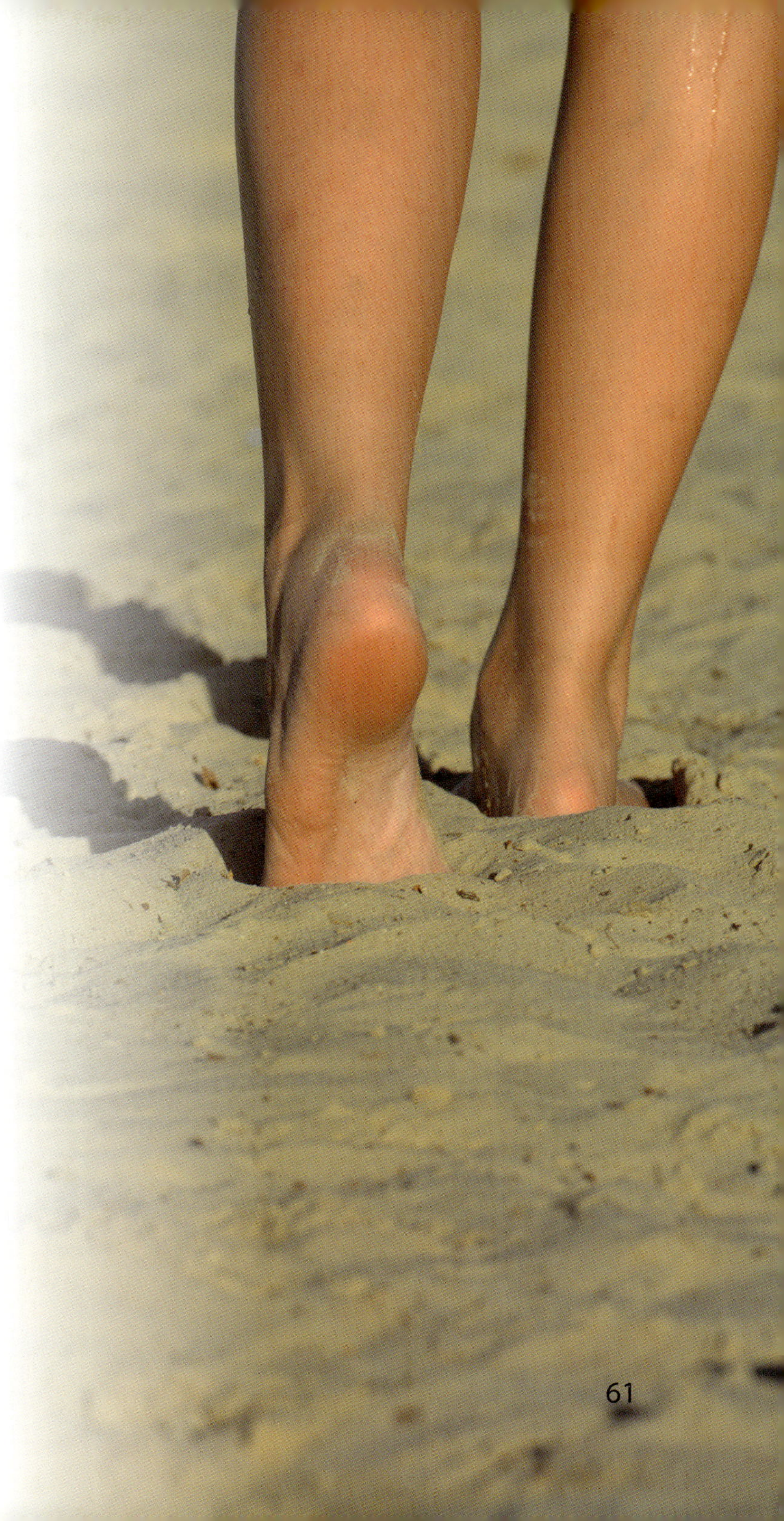

Dehnübungen

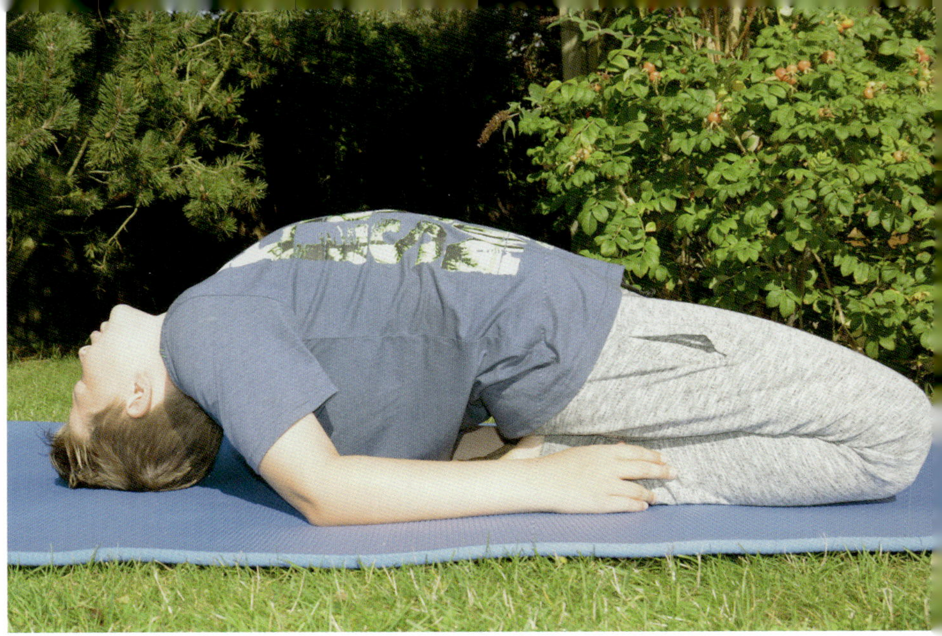

Dehnung des Magen- und des Milzmeridians

Ausgangsstellung ist der Fersensitz. Von hier aus könnn Sie versuchen, den Oberkörper soweit wie möglich nach hinten zu lehnen.
Mit den Händen oder Ellbogen bei Bedarf abstützen. Wer es schafft, kann sich ganz zurücklehnen, bis der Kopf den Boden berührt. Kinder können diese Übung meistens ohne Schwierigkeiten ausführen, Erwachsene sollten nur so weit gehen, wie es der Körper erlaubt ...

Wichtig: Beide Füße sollen unter dem Po sein, nicht seitlich daneben!

Oberschenkeldehnung Stand

Mit der rechten Hand im Stand den rechten Fuß fassen und Richtung Po ziehen. Sollte der Stand zu wackelig sein, kann man sich gerne mit einer Hand an einer Stuhllehne festhalten. Mehrere Atemzüge verweilen, dann die Seite wechseln.

Dehnung im Vierfüßerstand

Im Vierfüßerstand den linken Unterarm quer vor sich auf den Boden legen. Nun mit der rechten Hand den linken Fuß fassen und das Bein so weit wie möglich hoch zur Decke strecken. Nach einigen Atemzügen die Seite wechseln.

Dehnung in der Bauchlage

Mit der rechten Hand den rechten Fuß fassen und Richtung Po ziehen. Dann die andere Seite genauso versuchen. Wer es schafft, kann auch beide Beine gleichzeitig dehnen.

Diese Dehnübungen wirken auf den Magen- und den Milzmeridian und harmonisieren den Energiefluss des Erdelements.

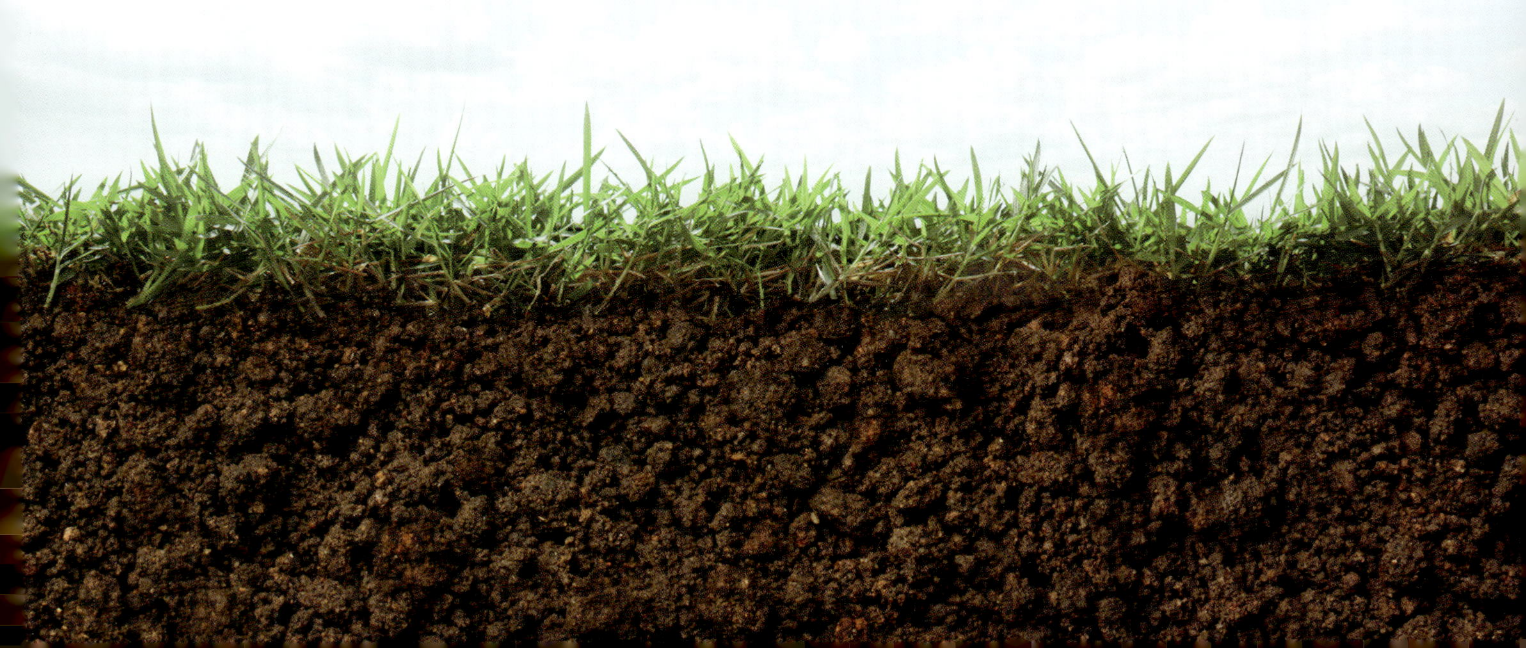

Kräftigungs-übungen

Fahrradfahren

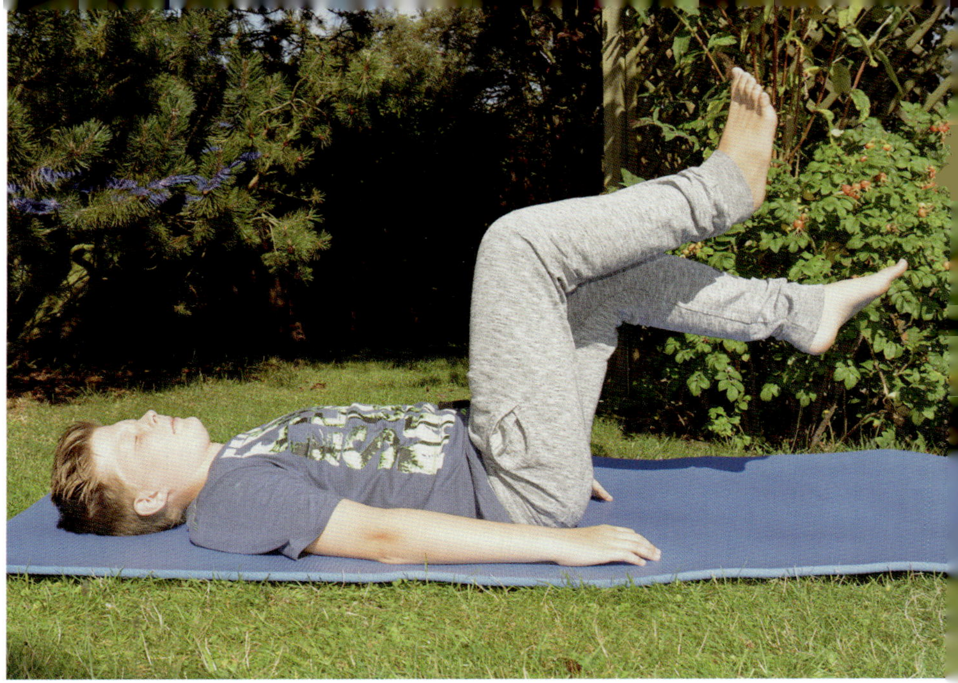

Legen Sie sich auf den Rücken und legen Sie Ihre Fußsohlen gegen die Ihres Kindes. Nun machen Sie gemeinsam Radfahrbewegungen mit den Beinen in der Luft. Dabei kann die Geschwindigkeit variiert werden und man kann vorwärts und rückwärts treten. Das Radfahren kann auch alleine ausgeübt werden.

Diese Übung schult die Wahrnehmung über die Fußsohlen. Sie stärkt die Bauchmuskeln und fördert die Eigenwahrnehmung der Körpermitte.

Gleichgewichtsübung

Im Einbeinstand soll mit dem anderen Bein versucht werden, eine Radfahrbewegung in der Luft zu machen. Man kann sich auch gegenseitig einen Ball mit dem Fuß zuspielen, erst mit dem einen Fuß, nach einer Weile mit dem anderen.

Balance-Übung

Bei dieser Übung geht es darum, auf einer wackligen Unterlage zu stehen. Das kann eine gefaltete Decke sein, ein Kissen-Berg, ein Balance-Brett, ein Kreisel oder ein Trampolin. Erst versucht man mit beiden Beinen sicher darauf zu stehen, dann kann man sich gegenseitig einen Ball zuwerfen, den man fangen muss.
Wer sich sehr sicher fühlt, kann auch versuchen, auf einem Bein zu stehen.

Gleichgewichtsübungen fördern die Verbindung zur Erde und unsere Standfestigkeit. Sie verbessern das äußere und innere Gleichgewicht, sorgen für Harmonie und Ausgeglichenheit.

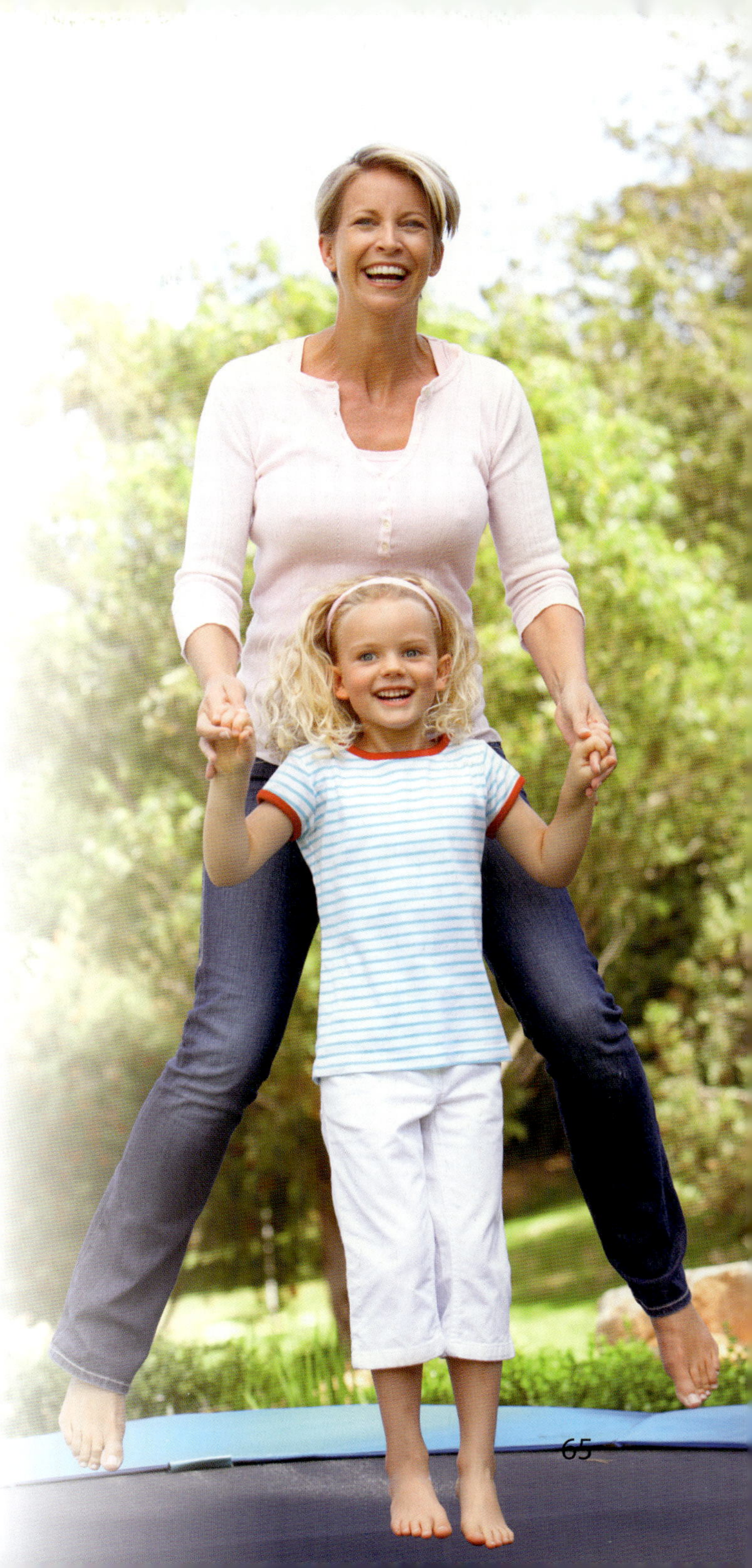

Wahrnehmungsübungen

Barfuß-Reise

Im Raum werden verschiedene Materialien verteilt, zum Beispiel Stoffe, Seidentücher, Erbsen, Kastanien, Steine ... Verbinden Sie nun Ihrem Kind die Augen und führen Sie es vorsichtig von einer Station zur anderen. Lassen Sie es über Gegenstände gehen oder Dinge mit den Zehen greifen und mit den Füßen erkennen, um was es sich handelt. Anschließend tauschen Sie die Rolle und gehen selbst mal auf Entdeckungsreise.

Diese Übung schult die Eigenwahrnehmung und den Gleichgewichtssinn. Über das Erspüren des Untergrundes mit den Füßen findet ein Erdungsprozess statt. Mit verbundenen Augen wird Vertrauen geübt, in der Rolle des Führenden lernt Ihr Kind, Verantwortung für jemand anderen zu übernehmen.

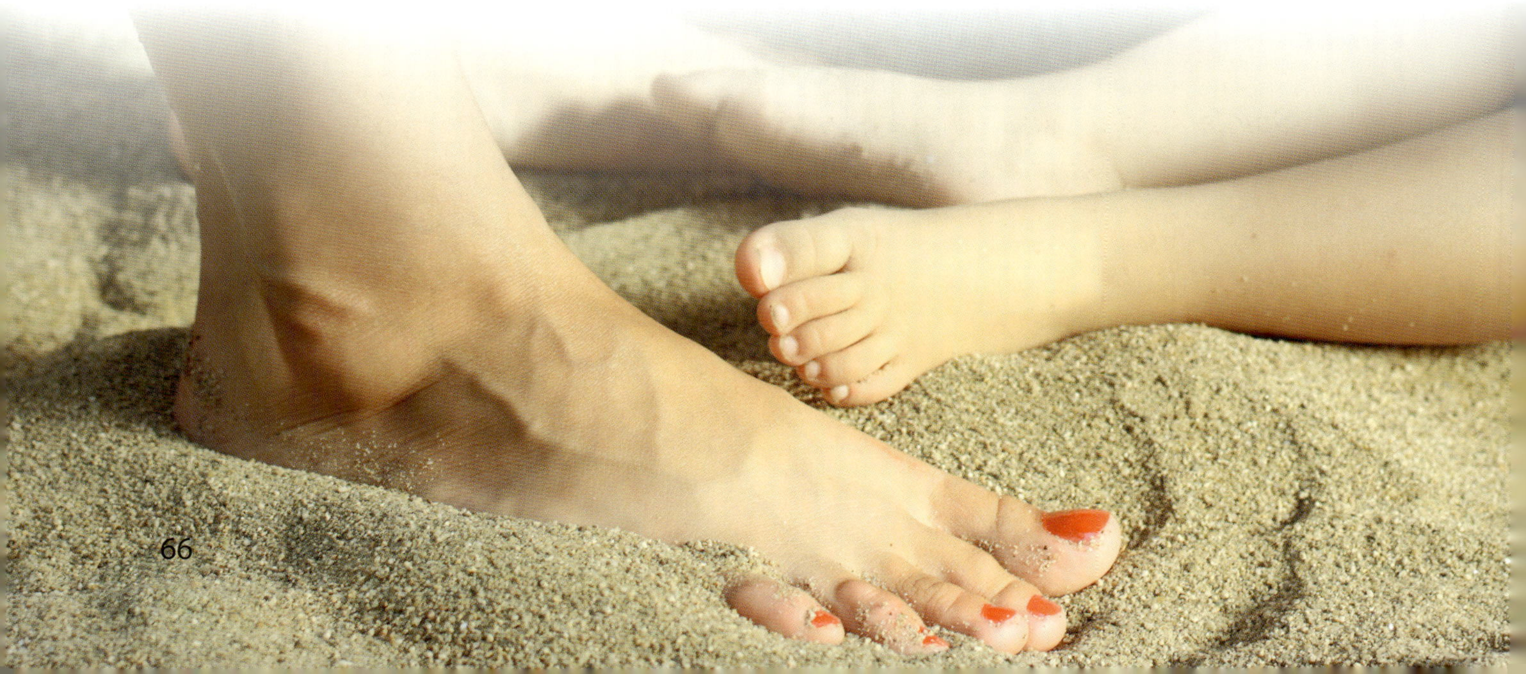

Fuß-Spiele

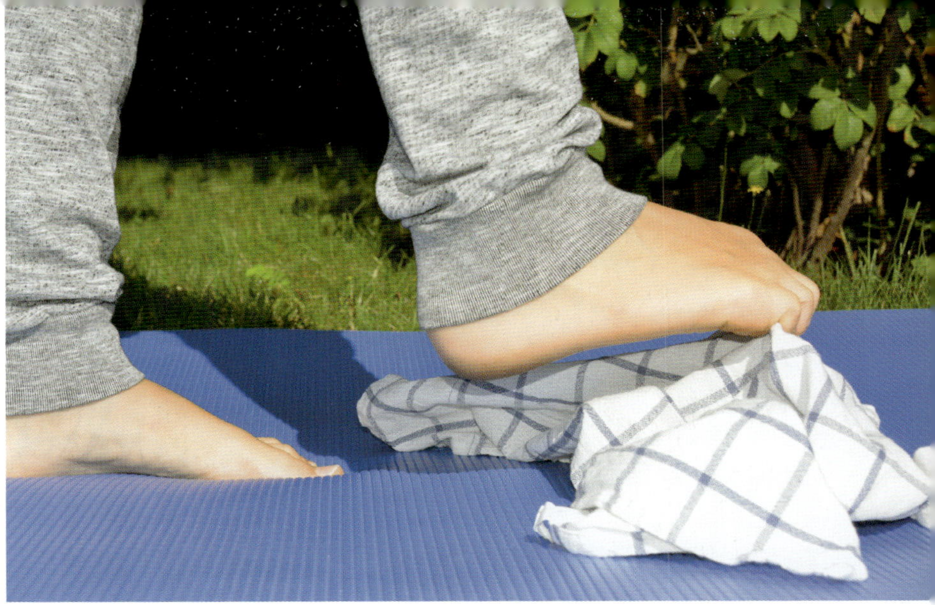

Bei dem ersten Spiel geht es darum, Murmeln, Legosteine, Eicheln, Tücher oder auch andere kleine Gegenstände mit den Zehen vom Boden aufzuheben und in eine Wanne zu tun.

Für das zweite Spiel braucht man Zeitungspapier. Jeder soll versuchen, die Zeitung mit den Füßen zusammenzufalten. Anschließend wird die Zeitung mit den Füßen auseinandergefaltet und nun mit Hilfe der Zehen in kleine Stücke zerrissen. Auch beim Aufräumen kann man versuchen, die kleinen Fetzen mit den Füßen in den Mülleimer zu befördern.

Diese Spiele fördern die Geschicklichkeit und Wahrnehmung der Füße. Sie sind sehr beliebt bei Kindern und auch für Geburtstage geeignet. Man kann daraus richtige Wettkämpfe machen.

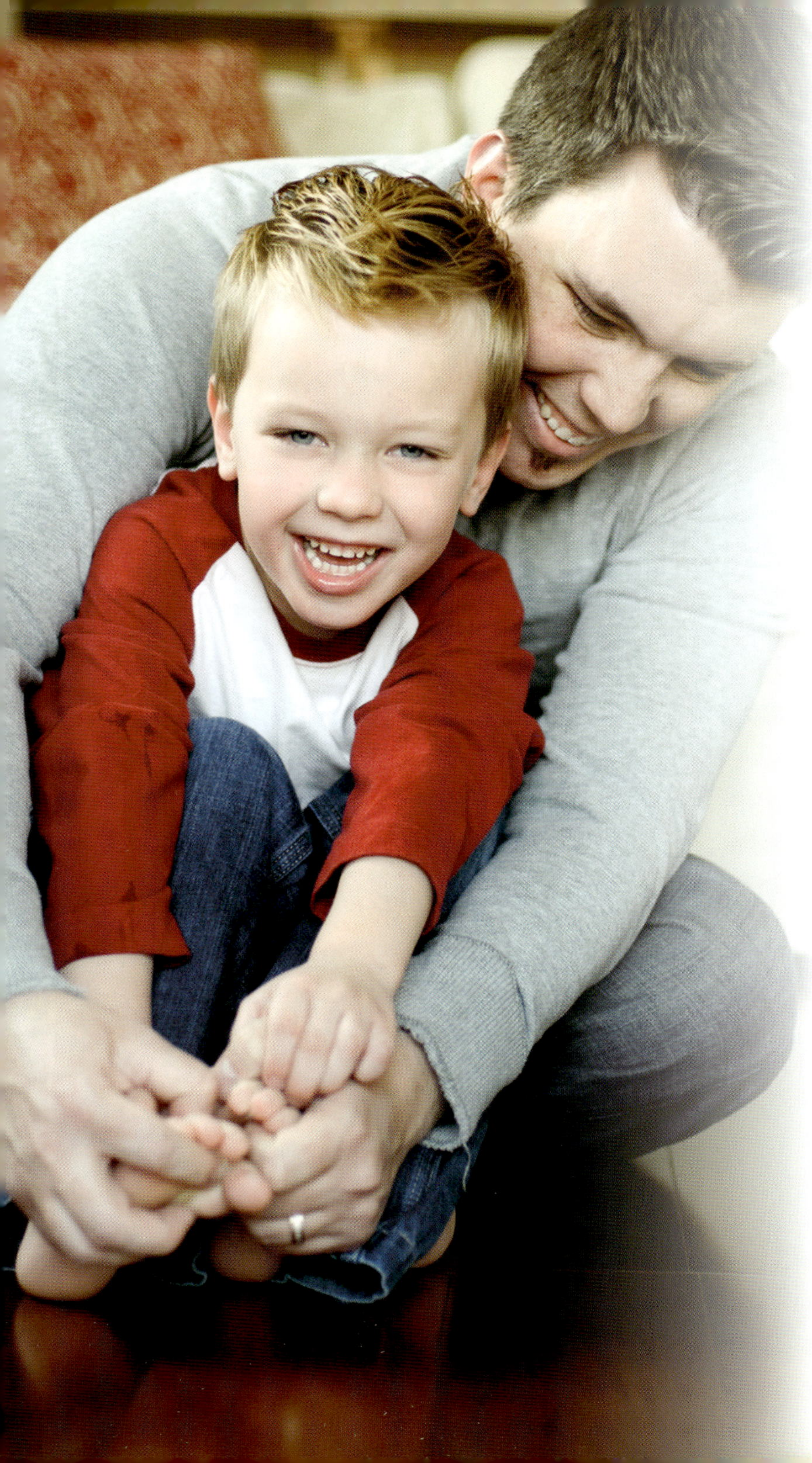

Fußmassage

Suchen Sie sich Gegenstände, über die Sie mit den Füßen rollen können. Das können Tennisbälle, Igelbälle, Rundhölzer oder Ähnliches sein. Man kann im Sitzen abwechselnd mit den Fußsohlen über diese Gegenstände rollen und nachspüren, wo es sich angenehm anfühlt oder wo es etwas schmerzt. Schön ist es auch, sich gegenseitig die Füße mit den Händen zu massieren. Hier kann man einzelne Zehen bewegen oder vorsichtig langziehen oder die ganze Fußsohle mit den Fingern bearbeiten. Kleinere Kinder mögen dazu auch gerne Bilder, zum Beispiel eine vorgestellte Raupe die über die Fußsohle kriecht ... Der Fantasie sind keine Grenzen gesetzt!

Fußsohlen-Gang

Bitten Sie Ihr Kind, sich auf den Bauch zu legen. Stellen Sie sich an das Fußende mit dem Rücken zum Kind und beginnen Sie vorsichtig, mit den Fersen auf den Fußsohlen spazieren zu gehen. Verlagern Sie das Gewicht von links auf rechts ganz ruhig und gleichmäßig. Sparen Sie die Zehen aus und fragen Sie, wieviel Druck angenehm ist. Anschließend lassen Sie Ihr Kind diesen Spaziergang auf Ihren Füßen machen.

Diese Übung hat eine sehr erdende Wirkung. Der Kopf wird freier und es setzt eine schöne Entspannung ein. Gleichzeitig werden auch hier das Vertrauen und das Einfühlungsvermögen geschult.

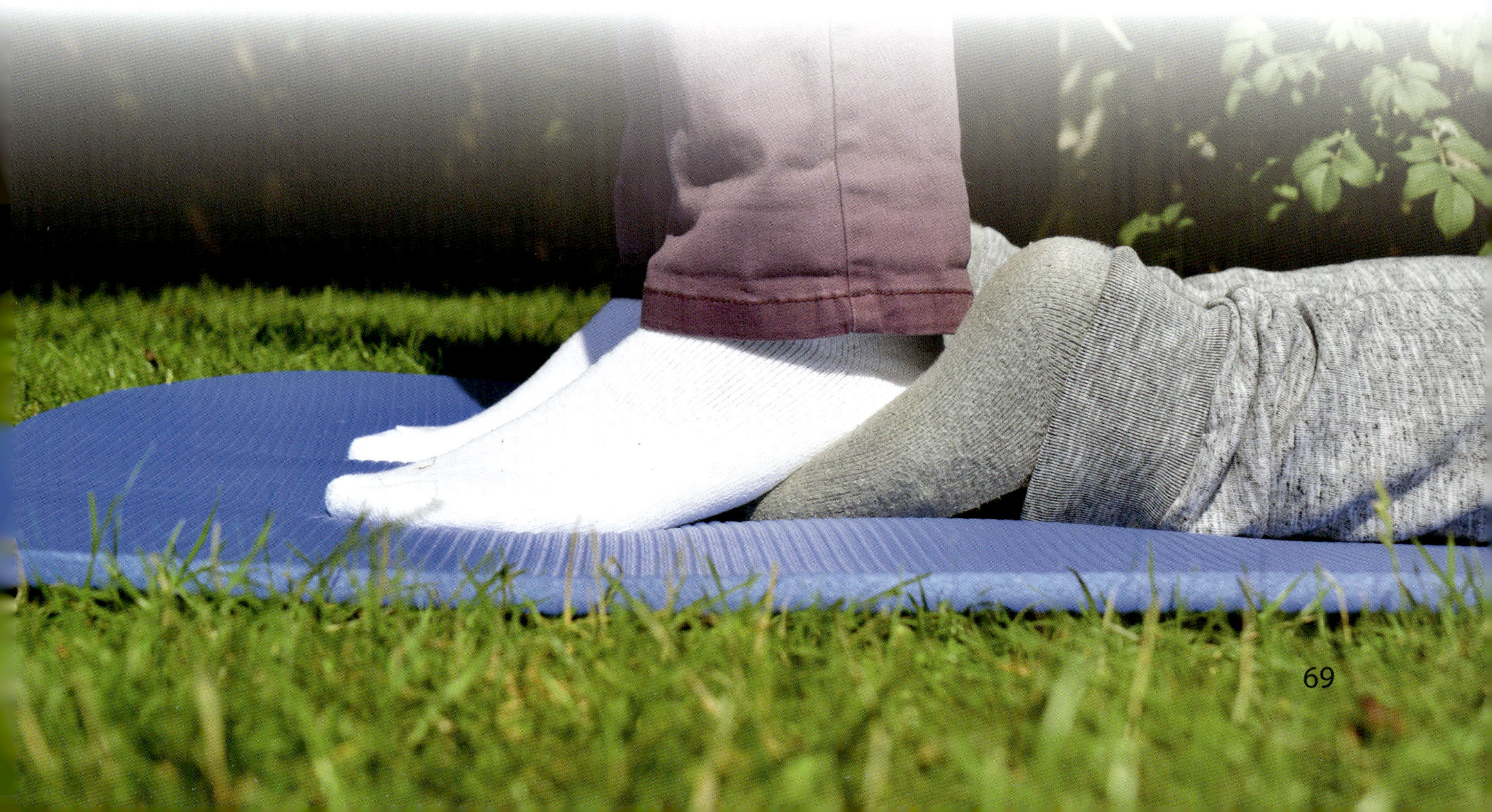

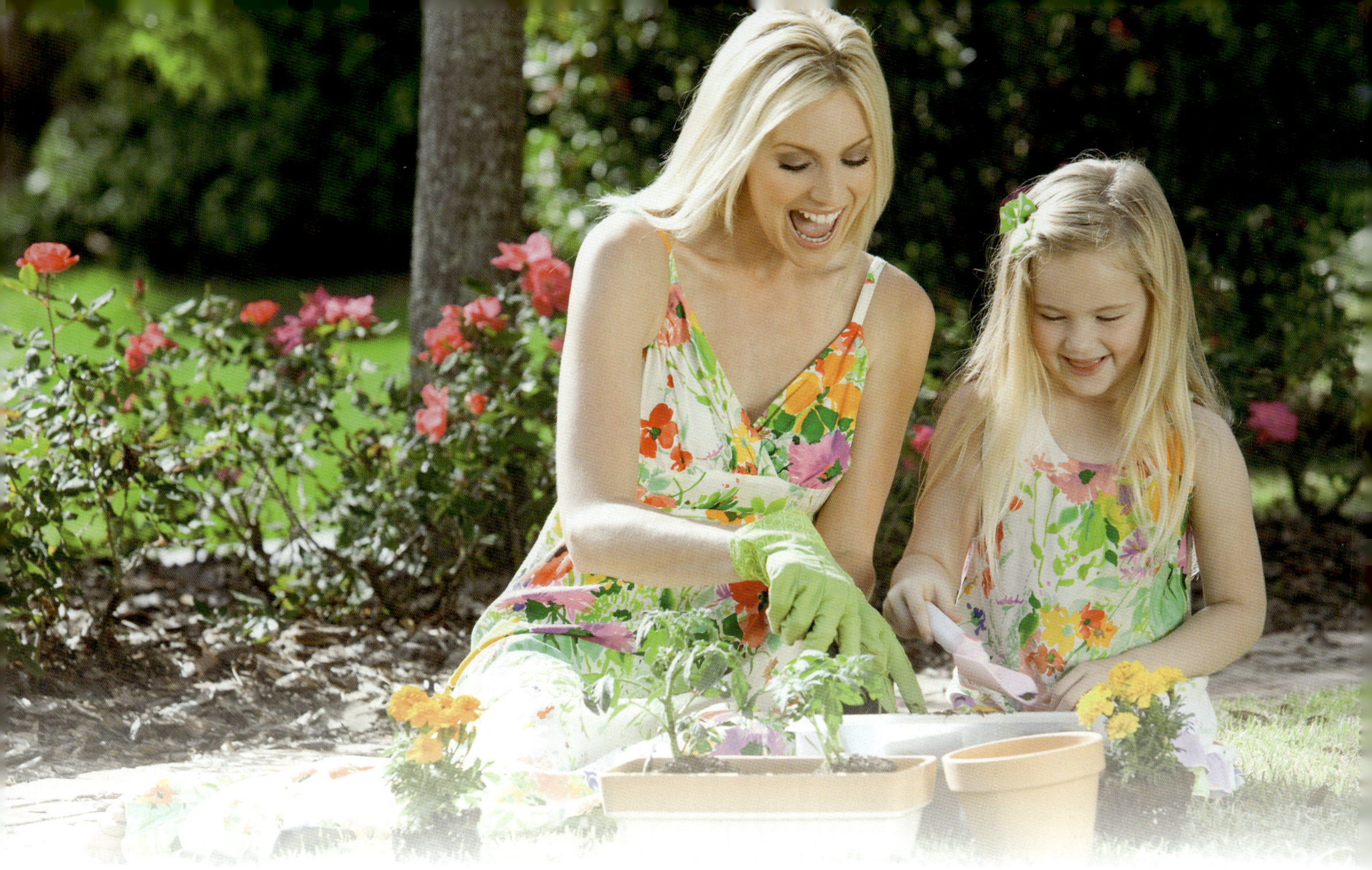

NATURERFAHRUNGEN ZUM ERDELEMENT

Um das Erdelement zu stärken, bietet es sich an, die Erde mit allen Sinnen wahrzunehmen. Gehen Sie mit Ihrem Kind barfuß raus, lassen Sie es die unterschiedlichen Böden spüren, zum Beispiel Sand, Waldboden, Rasen, Steine. Sehr gut ist es auch, mit den Händen die Erde zu begreifen, in der Erde zu wühlen, den Garten umzugraben und dabei auch den Duft der Erde einzuatmen. Schön ist es für Kinder natürlich auch, dabei Blumenzwiebeln für das Frühjahr in die

Erde zu stecken. Wer keinen eigenen Garten hat, kann auch Pflanzkübel oder Balkonkästen nutzen.

DIE FARBE DES ERDELEMENTS

Dem Erdelement werden die Farben Gelb, Orange und Braun zugeordnet. Sie können über diese Erdtöne mit farblich entsprechender Bekleidung oder Gegenständen in Ihrem Wohnraum das Element stärken. Auch Nahrungsmittel in diesen Farben wie zum Beispiel Möhren und Kürbis stärken das Erdelement in uns.

Die Ernährung spielt auch in der Fünf-Elemente-Theorie eine wichtige Rolle. In diesem Ratgeber kann ich jedoch nicht näher darauf eingehen, da es den Rahmen sprengen würde. Wenn Sie sich für dieses Thema interessieren, sollten Sie sich ein Buch über die Fünf-Elemente-Ernährung zulegen. Literaturtipps finden Sie im Anhang.

TRAUMREISE ZUM ERDELEMENT

Bei der Traumreise zum Thema Erdelement können Sie gemeinsam mit Ihrem Kind entspannt das Thema Erde ausklingen lassen. Auf der beiliegenden CD finden Sie die geführte Traumreise unter der Nummer 4.

Metall

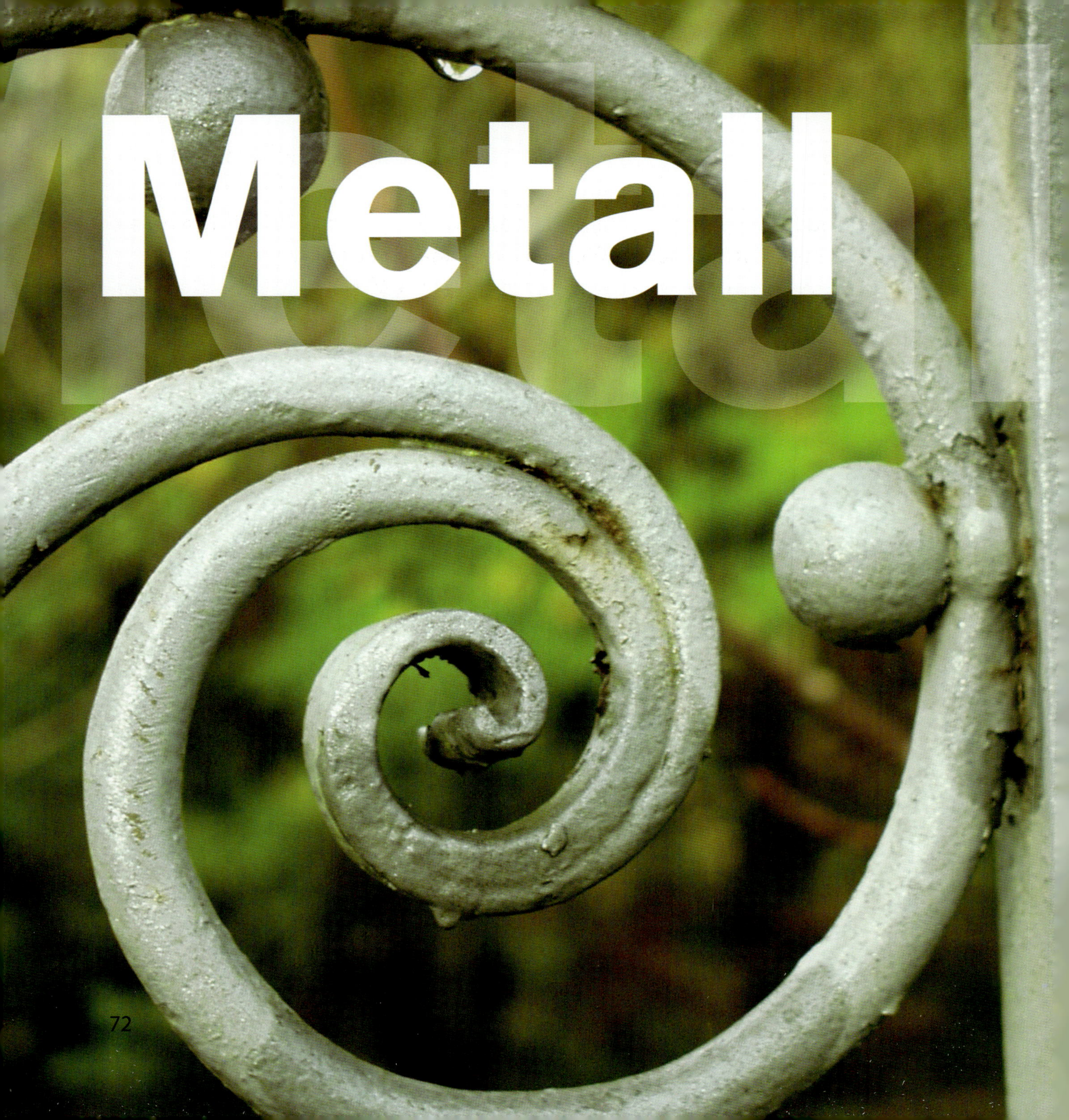

METALLELEMENT

In der Erde finden wir das Metall als Rohstoff, verarbeitet nutzen wir Metall als Werkzeug, in Autos, technischen Geräten, Haushaltsgegenständen ...
Fragen Sie Ihr Kind, wo es in seinem Umfeld überall Metallgegenstände sieht, und überlegen Sie gemeinsam, welchen Nutzen sie Ihnen bringen.

Das Metallelement stärkt unser Vertrauen sowie Ordnung und Disziplin.

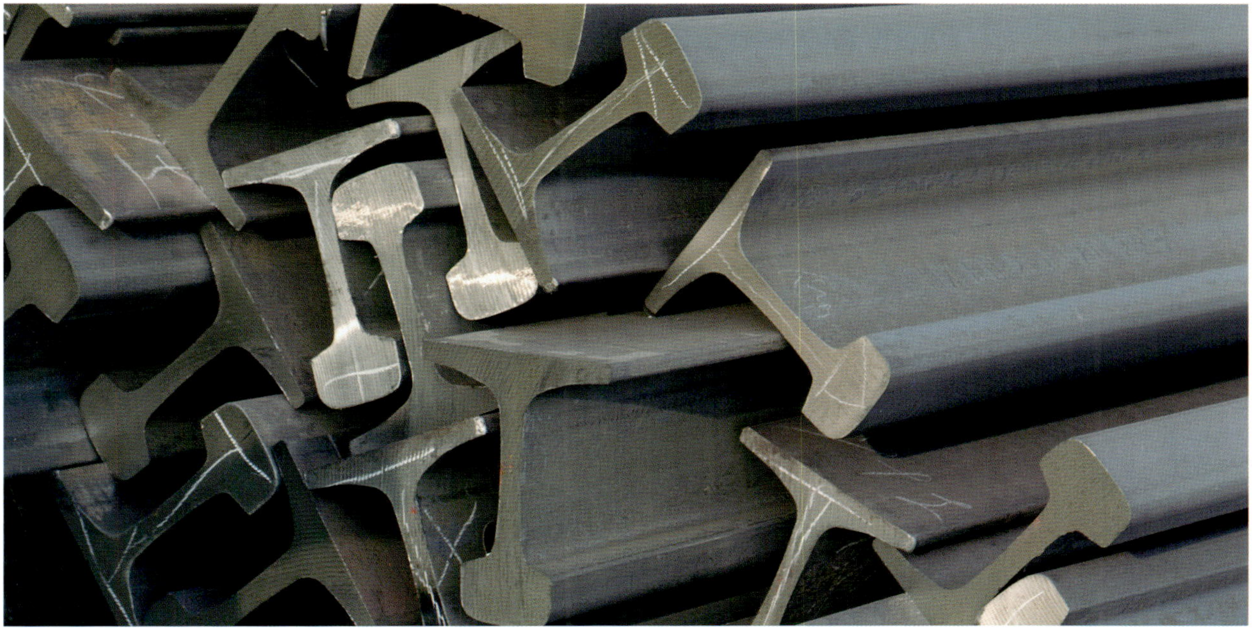

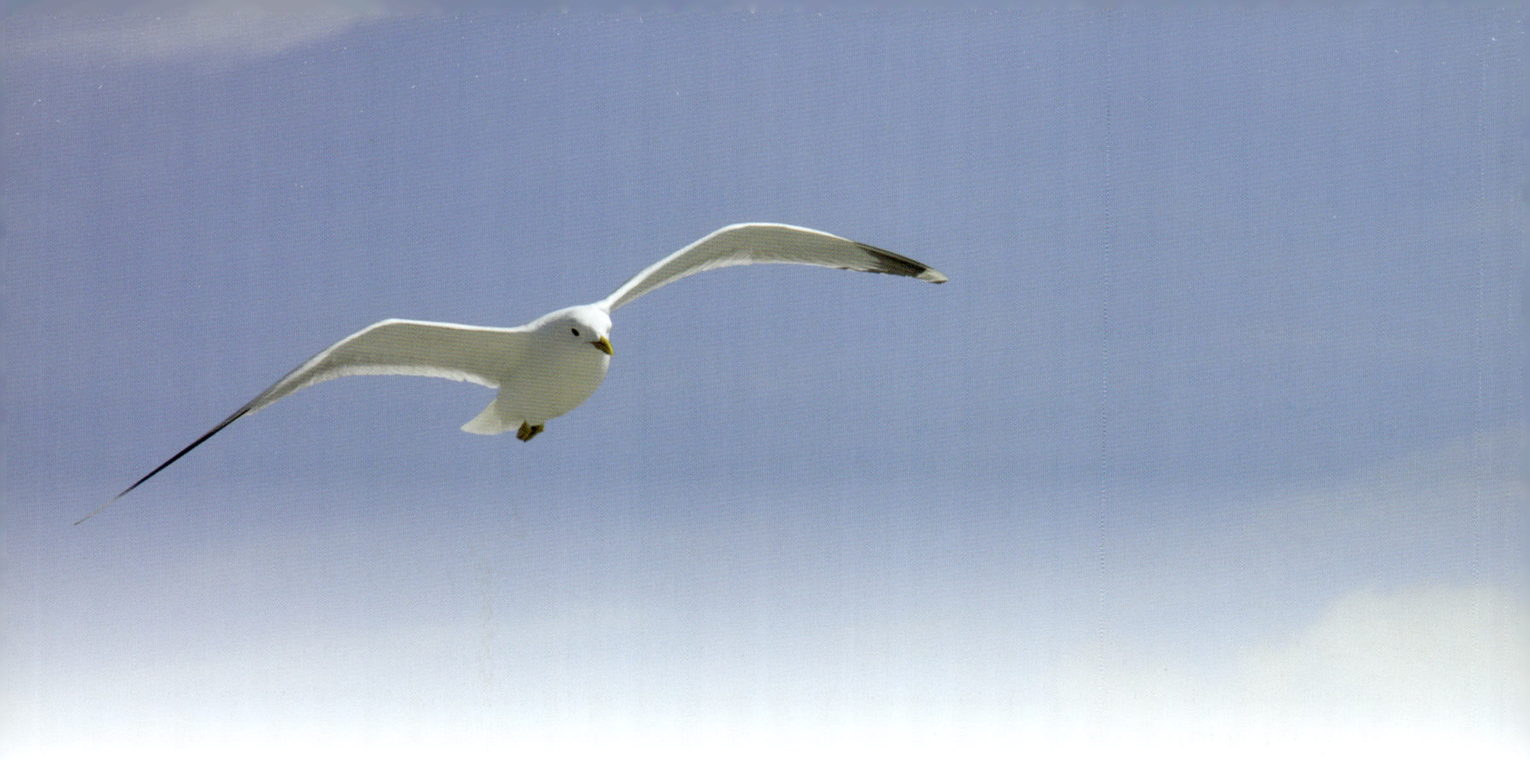

ÜBUNGEN ZUM METALLELEMENT

Aufwärmübungen

Reise in das Land der Vögel

Die Arme weit zur Seite ausgebreitet geht es mit Flügelbewegungen durch den Raum, erst langsam, dann immer schneller. Gerne können dabei auch verschiedene Vogelarten nachgemacht werden.

Armschwung

Bei dieser Übung werden beide Arme gleichzeitig vor- und zurückgeschwungen. Die Füße stehen parallel hüftbreit auseinander. Um den Schwung zu unterstützen, federn wir in den Knien mit.

Atmung und Armbewegung

Als Erweiterung des Armschwunges achten wir nun auch auf unseren Atem. Beim Einatmen beide Arme nach vorne bis hoch über den Kopf anheben, beim Ausatmen wieder sinken lassen.

Arme federn

Die Füße stehen wieder hüftbreit auseinander. Beide Arme anwinkeln und zweimal nach hinten federn, dann Arme ausstrecken und einmal mit geraden Armen federn, dreimal wiederholen.

Lasso schwingen

Bei dieser Übung kann man sich vorstellen, man hätte ein Lasso in der Hand. Dann schwingt man es über den Kopf und versucht ein Pferd einzufangen. Die Übung mit der anderen Seite wiederholen.

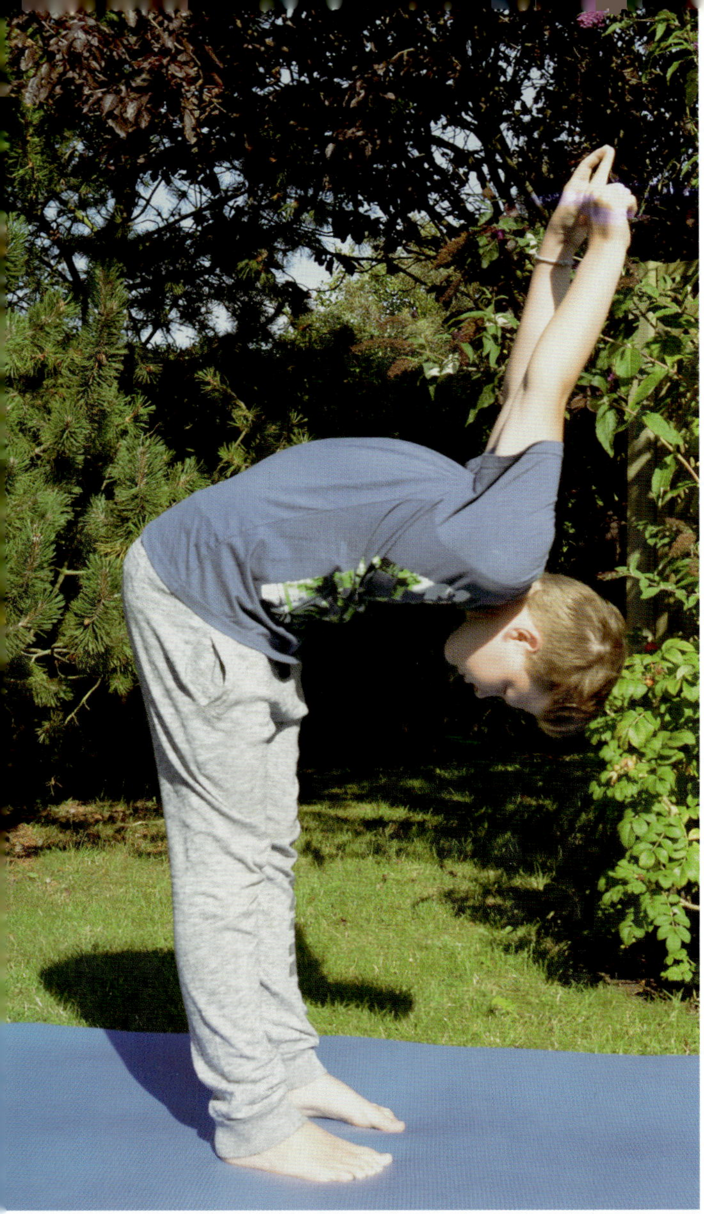

Dehnübungen

Dehnung des Lungen- und des Dickdarmmeridians

Im Stand werden die Hände hinter dem Rücken zusammengenommen und die beiden Daumen miteinander verhakt. Beide Zeigefinger werden gestreckt, die restlichen Finger werden zur Faust geballt.
Beim nächsten tiefen Einatmen den Kopf etwas nach hinten nehmen und den Brustkorb weiten. Mit der Ausatmung den Oberkörper nach unten beugen und die gestreckten Arme hoch zur Decke recken. Die Beine bleiben möglichst gerade, der Kopf hängt entspannt in die Tiefe. Nun mehrere Male tief ein- und ausatmen und anschließend langsam wieder aufrichten. Einen Moment nachspüren und dann die Übung mit den in der anderen Richtung verhakten Daumen wiederholen.

Yoga-Mudra

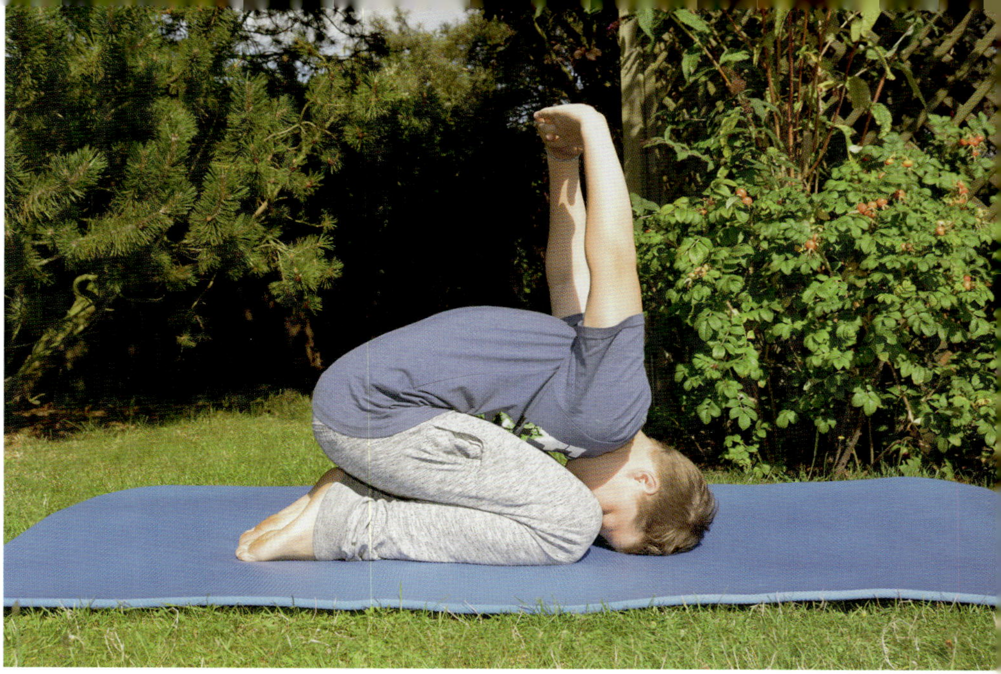

Diese Übung kann im Sitzen auf dem Hocker oder im Fersensitz auf dem Fußboden durchgeführt werden. Die Hände werden auf dem Rücken gefaltet, dann folgt eine tiefe Einatmung. Beim Ausatmen den Oberkörper nach vorne neigen und die Arme so weit wie möglich zur Decke strecken. Einige Atemzüge so verweilen und noch einmal wiederholen.

Dehnung im Stand an der Wand

Ausgangsstellung ist der Stand neben einer Wand. Der Arm wird leicht schräg mit der Handfläche an die Wand gelegt, bis eine leichte Dehnung im Bereich des Oberarms zu spüren ist.

Diese Dehnübungen dehnen den Lungen- und den Dickdarmmeridian und fördern einen harmonischen Fluss der Energie des Metallelements.

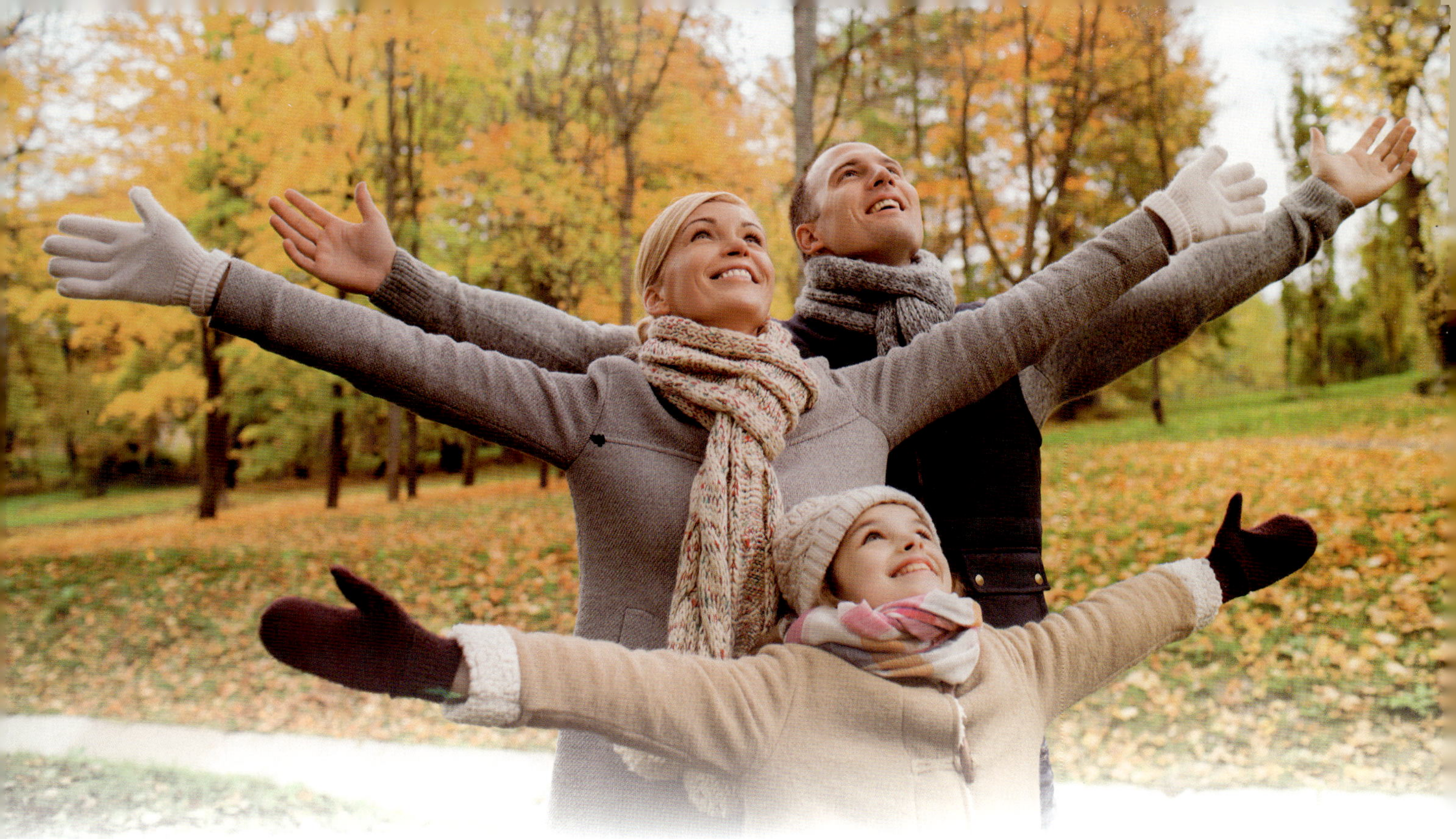

Kräftigungsübungen

Die Brust öffnen

Im Stehen werden bei der Einatmung die Arme nach vorne angehoben und dann zu den Seiten geöffnet. Bei der Ausatmung kehren die Arme auf gleichem Weg zurück neben den Körper. Dabei kann man sich die Weite des Meeres vorstellen oder die Weite von einem Berggipfel aus.

Diese Übung weitet den Brustkorb und aktiviert die Lungenenergie.

Mit Tüchern jonglieren

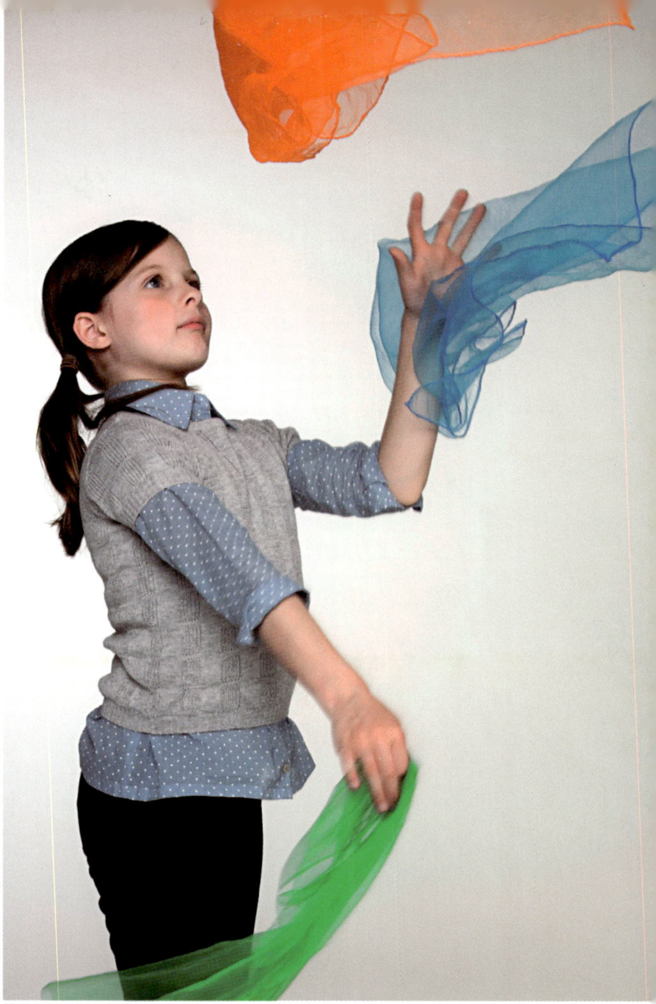

Als Vorübung kann man einfach die Tücher in die Luft hochwerfen und beobachten, wie sie zum Boden sinken.
Als Steigerung werden zwei Tücher abwechselnd hochgeworfen und wieder aufgefangen. Mit etwas Übung kann man dann auch mit drei Tüchern jonglieren.

Hierbei geht es um Geschicklichkeit, zielgerichtete Bewegung und die Einschätzung der Bewegung der Tücher in der Luft.

Papierflieger bauen

Hier können Sie sicher von Ihrem Kind etwas lernen. Kinder lieben es, selbst Flugzeuge zu bauen und sie durch die Luft sausen zu lassen. Beobachten Sie gemeinsam das Flugverhalten der unterschiedlichen Typen.

Mandalas herstellen

Mit Hilfe eines Zirkels können Sie gemeinsam mit Ihrem Kind selbst Mandalas entwerfen. Zeigen Sie ihm den Umgang mit dem Zirkel und lassen Sie es kreativ werden. Anschließend können die Kunstwerke mit Farbe gestaltet werden.

Diese Übung schult exaktes, punktgenaues Arbeiten und fördert den Sinn für Genauigkeit, Ordnung und Vollkommenheit. Sie zentriert, fördert die Konzentration und belohnt die Ausdauer mit einem schönen Ergebnis.

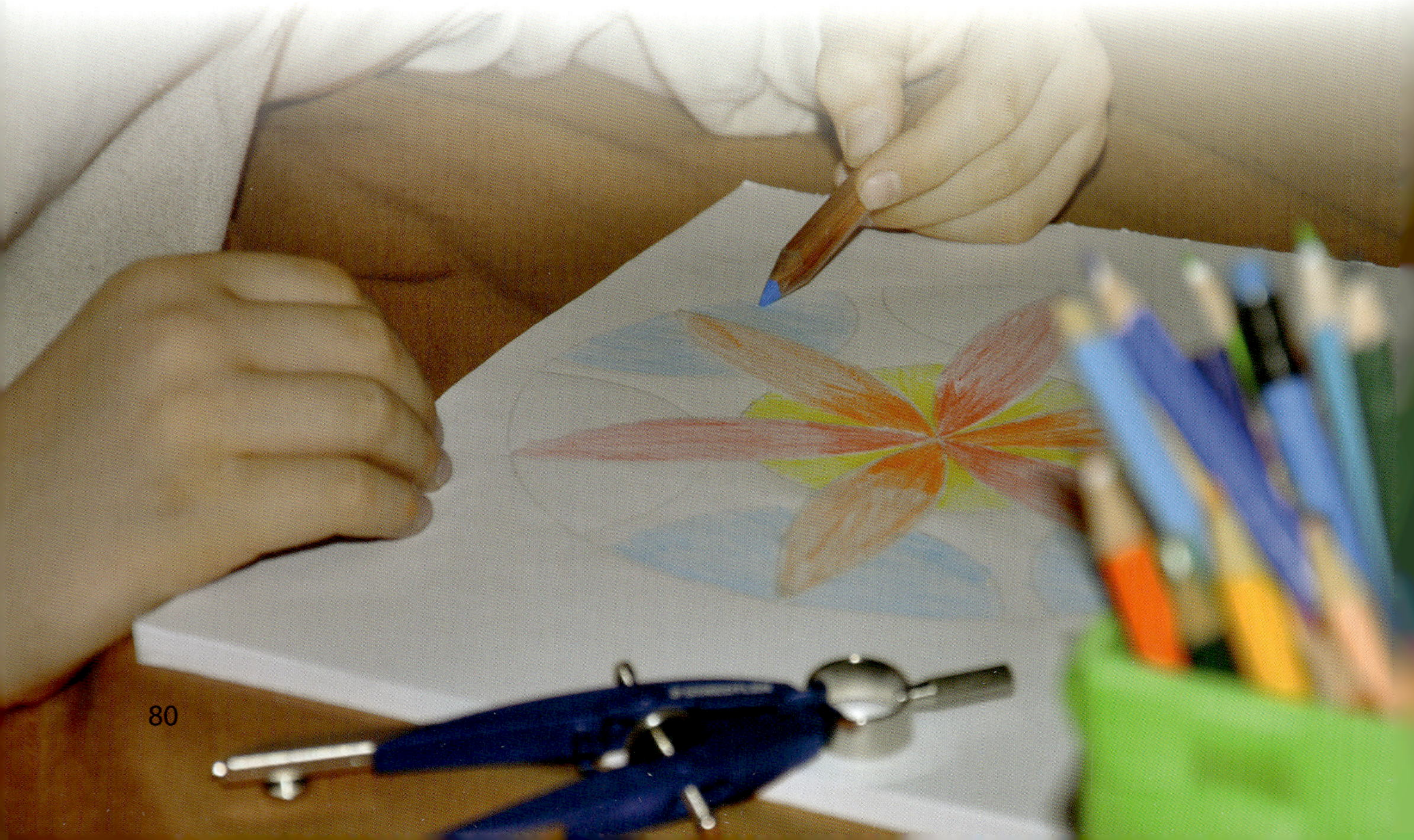

NATURERFAHRUNGEN ZUM METALLELEMENT

Im Bereich der Natur wird neben dem Metall in der Erde auch der Wind dem Metallelement zugeordnet. Auch der eigene Atem steht damit in Verbindung. So sind Atemübungen an der frischen Luft optimal. Besonders an der See oder auf einem Berggipfel, wo man das Gefühl der Weite hat, kann man mit der Luft diese Weite und Reinheit in sich aufnehmen und neue Energie tanken.
Eine beliebte Beschäftigung bei Wind ist für Kinder das Drachen steigen lassen. Hierbei spüren sie den Wind durch den Zug des Drachens an der Schnur, sehen, wie er sich im Wind bewegt, und lernen ihn zu lenken. Auch Freizeitsportarten wie Segeln oder Surfen schulen den Umgang mit dem Wind.

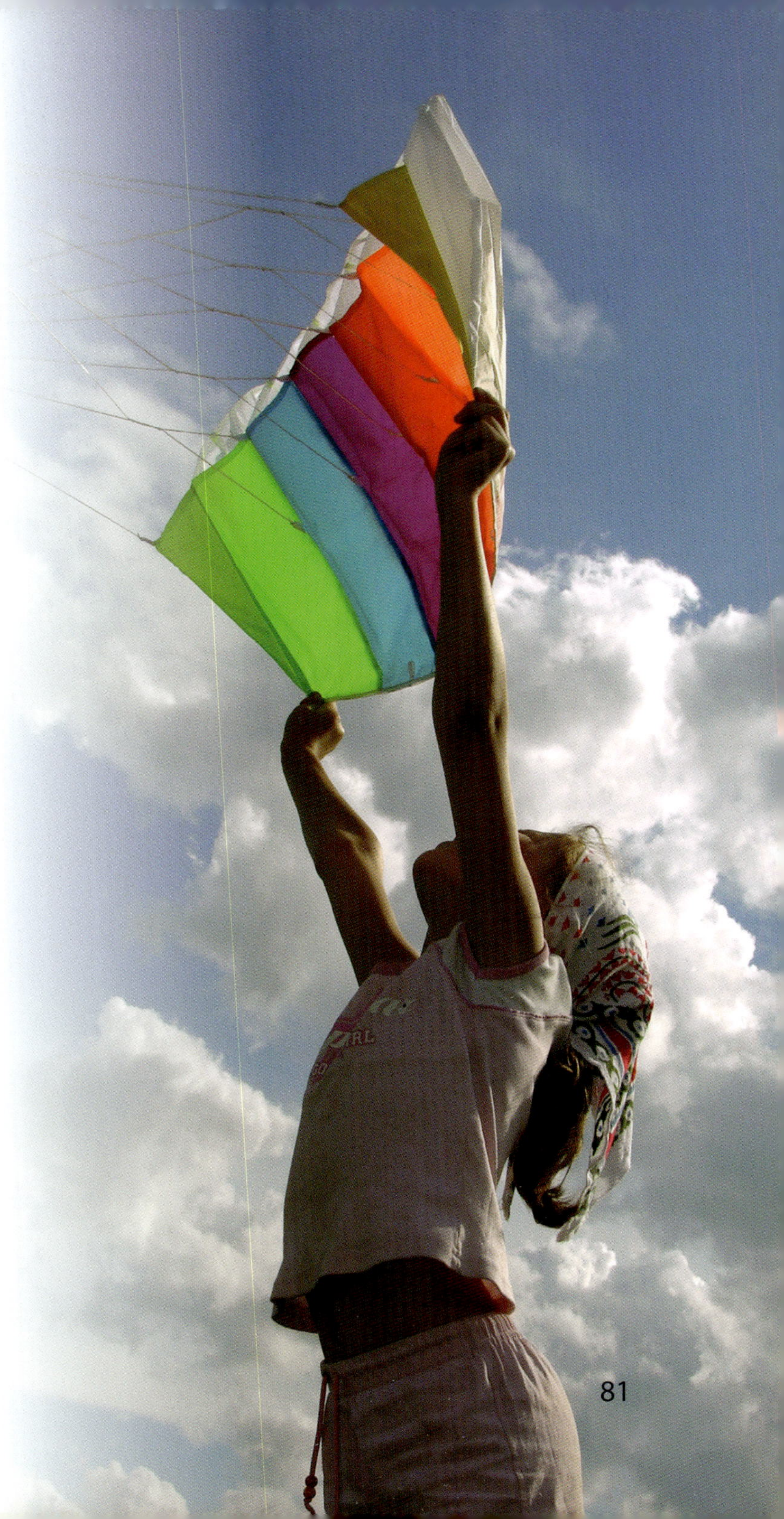

Aber auch handwerkliches Arbeiten stärkt das Metallelement. So fördert das Hämmern auf einen Nagel zielgenaues Arbeiten und ein Gefühl für dieses Element. Auch Metallarbeiten wie Kupfertreiben und Schmieden sind ideal. Solche Möglichkeiten kann natürlich nicht jeder zu Hause bieten. Vielleicht gibt es aber in Ihrer Gegend einen Schmied, bei dem man zuschauen darf oder der Workshops für Kinder anbietet.

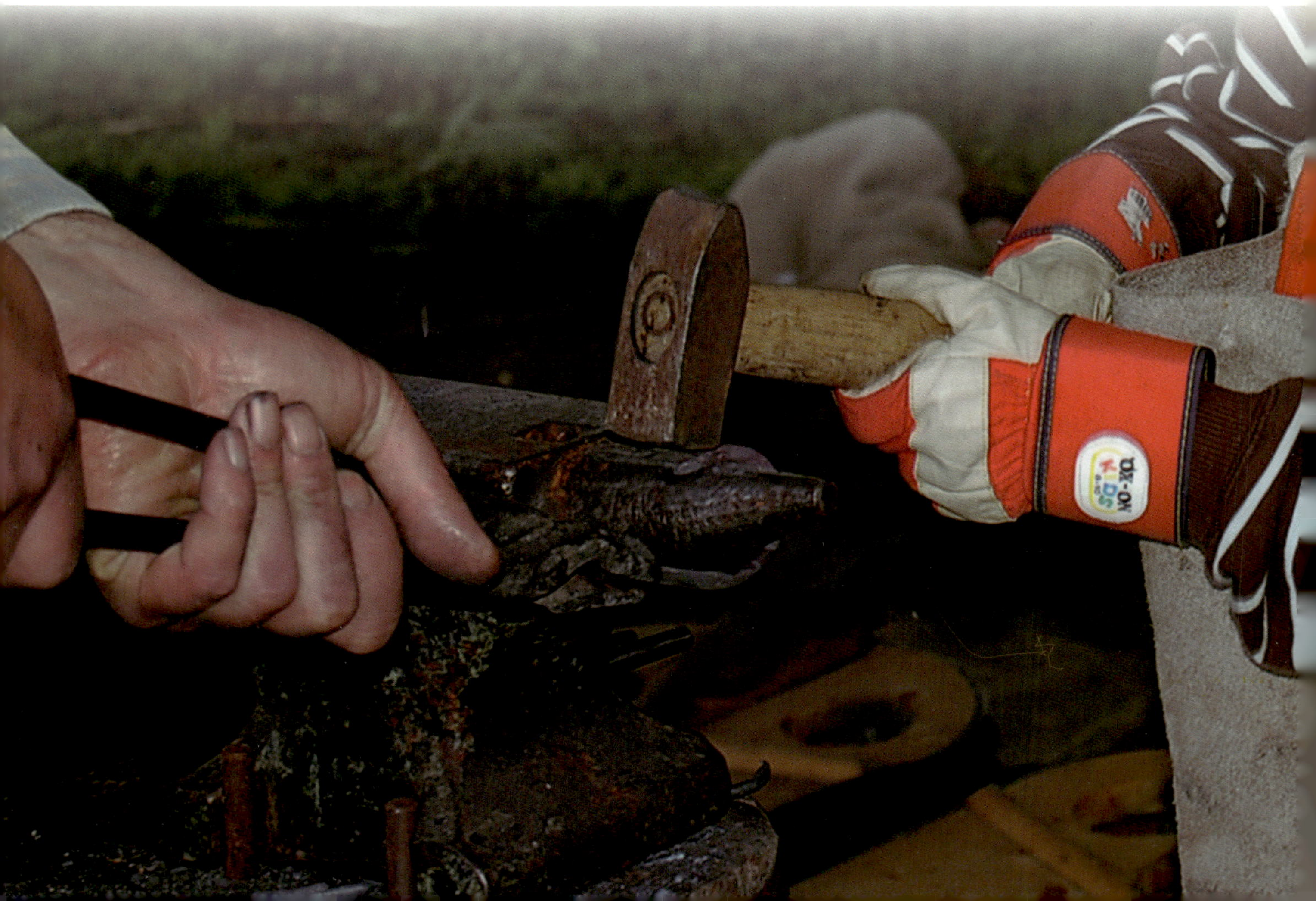

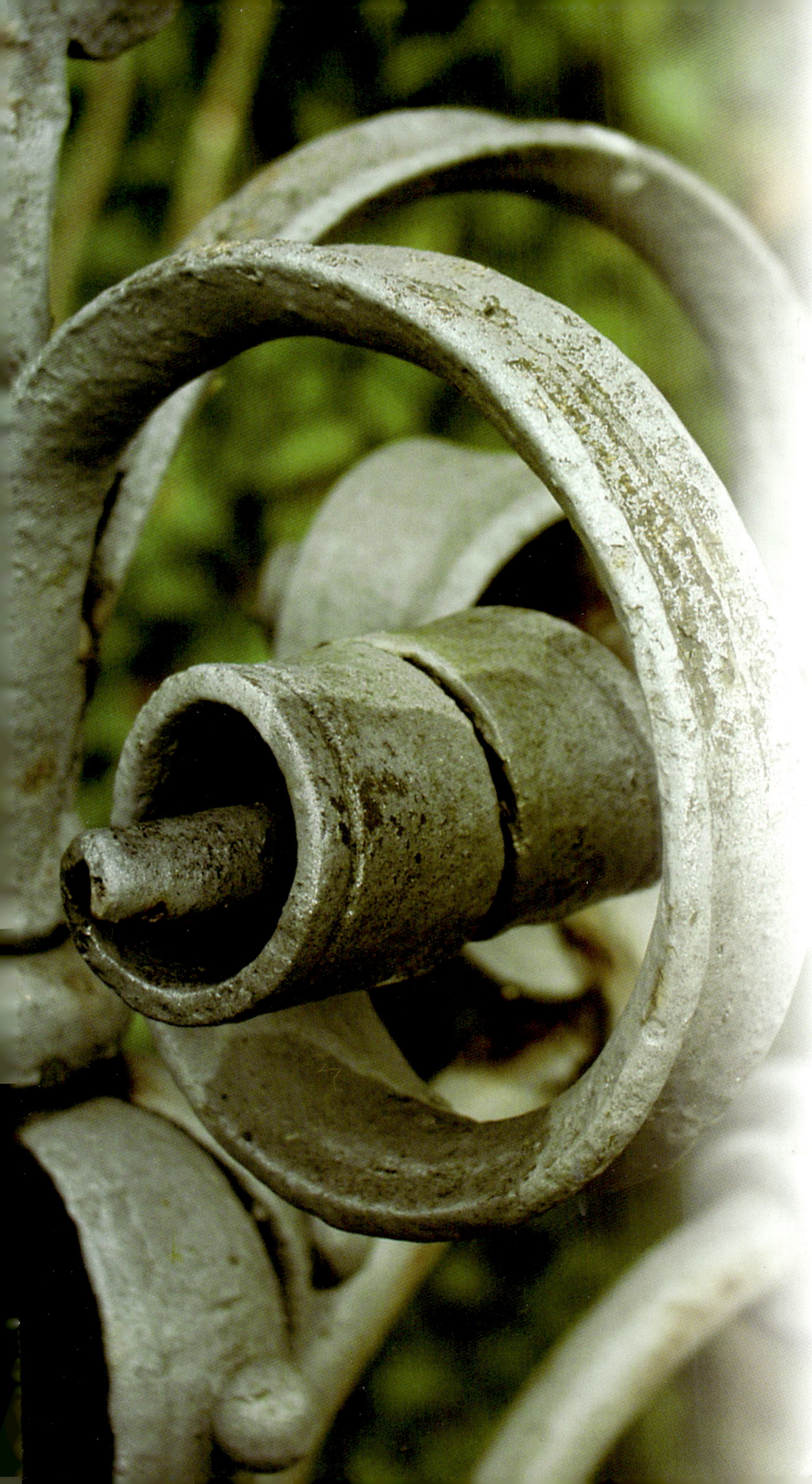

DIE FARBE DES METALLELEMENTS

Das Metallelement spiegelt sich in der Farbe Weiß wider. Wählen Sie weiße Kleidung oder weiße Gegenstände, wenn Sie das Metallelement stärken möchten.

TRAUMREISE ZUM METALLELEMENT

Die Traumreise zum Metallelement finden Sie auf der beiliegenden CD unter der Nummer 5.

TRAUMREISEN-CDs

Die Fünf Elemente in Bewegung –

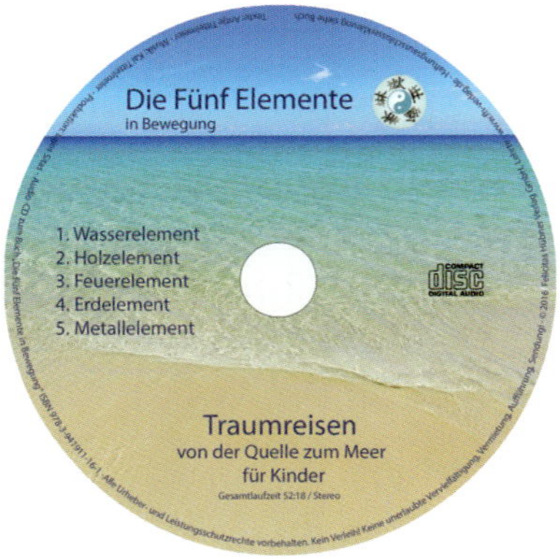

Traumreisen von der Quelle zum Meer für Kinder

Auf der beiliegenden Traumreisen-CD finden Sie zu jedem Element eine etwa 10-minütige kindgerecht aufbereitete Traumreise.
Empfehlenswert ist es, sich nach den aktiven Übungen bei einer Traumreise zu entspannen und damit die gemeinsame Zeit abzuschließen. Sorgen Sie für eine ruhige Atmosphäre, legen Sie Kissen und Decken bereit und machen Sie es sich gemütlich.
In fünf Etappen führt die Reise von der Quelle zum Meer. Naturbeschreibungen und sanfte Musik lassen die zugehörigen Stimmungen entstehen, erzeugen lebendige innere Bilder und interessante Begegnungen. Erleben Sie mit Ihrem Kind die Fünf Elemente auf diese (ent-)spannende Weise und nehmen Sie die Kraft und Stärke der einzelnen Wandlungsphasen in sich auf.
Die Traumreisen lassen sich auch einzeln als erholsame Ruhephase im Alltag einsetzen.

Die Fünf Elemente in Bewegung – Traumreisen auf dem Rücken der Tiere

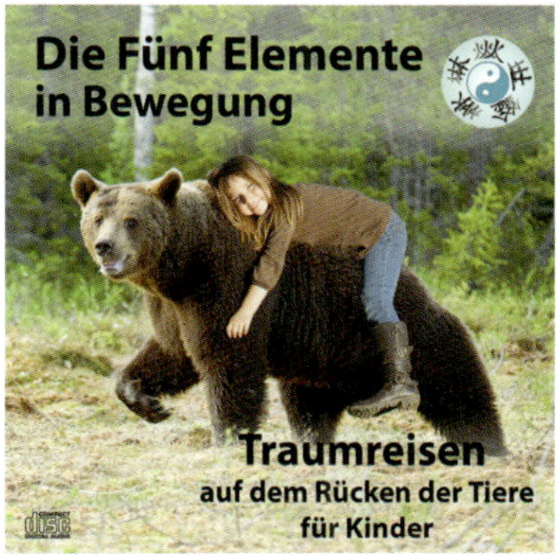

Auf dieser Traumreisen-CD geht es in fünf Etappen auf dem Rücken verschiedener Tiere um neue Erlebnisse zu den Fünf Elementen. Sehr gefühlvoll werden die unterschiedlichen Charaktere der Tiere beschrieben und eine innige Beziehung zu ihnen aufgebaut. Auf dem Rücken der Tiere werden wunderbare Dinge erlebt und Harmonie und Wohlgefühl vermittelt.

ISBN 978-3-941911-60-4

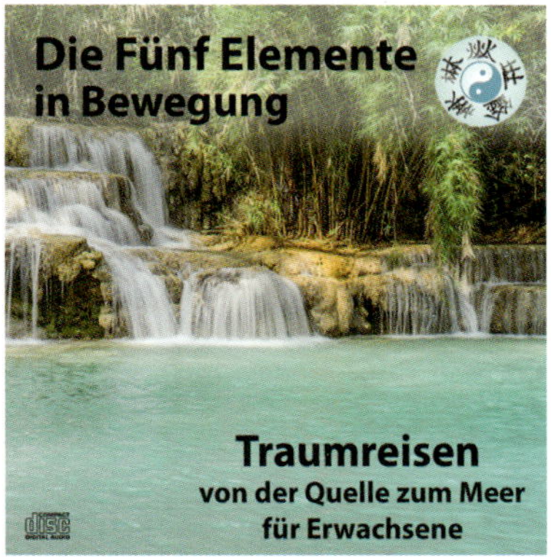

Die Fünf Elemente in Bewegung – Traumreisen von der Quelle zum Meer für Erwachsene

Auf der CD »Von der Quelle zum Meer für Erwachsene« finden Sie zu jedem Element eine etwa 10-minütige Traumreise. In fünf Etappen gelangt der Zuhörer über die geführte Reise von der Quelle zum Meer. Die Elemente Wasser, Holz, Feuer, Erde und Metall werden über die inneren Bilder und Naturgeräusche intensiv erlebt. Die wohltuende, dezente Musikuntermalung trägt zusätzlich zur tiefen Entspannung bei. Erleben Sie die Fünf Elemente hautnah und nehmen Sie die Kraft und Stärke der einzelnen Wandlungsphasen in sich auf.

ISBN 978-3-941911-61-1

DANKSAGUNG

Viele liebe Menschen haben mich auf meinem Weg, dieses Buch zu schreiben, begleitet. Auch allen hier nicht erwähnten möchte ich auf diesem Weg meinen Dank aussprechen.

Mein Dank gilt meinem Yoga-Lehrer Uwe Gottstein, der mir vor vielen Jahren eine ganz besondere Yoga-Ausbildung ermöglichte und mir zu wertvollen spirituellen Erkenntnissen verholfen hat.
Bedanken möchte ich mich auch bei Wilfried Rappenecker und seinem Team für die hervorragende Shiatsu-Ausbildung, bei der die Zusammenhänge der Meridiane und Fünf Elemente eine große Rolle spielten. Ein besonderer Dank geht ebenfalls an Elli Mann-Langhoff, die uns damals mit viel Begeisterung und Elan die Fünf-Elemente-Lehre vermittelt hat.
Ich danke meiner Verlegerin Felicitas Hübner für die wunderbare, vertrauensvolle Zusammenarbeit.
Ein herzliches Dankeschön möchte ich Lajos Sitas aussprechen, der uns bei der Studio-Produktion der Musik für die Traumreisen mit seiner großen Erfahrung zur Seite gestanden hat.
Auch meinen Söhnen Jonas und Simon, die mich so tatkräftig bei den Tonaufnahmen unterstützt haben und so viel Freude an den gemeinsamen Übungen zeigen, möchte ich ein großes Dankeschön aussprechen.
Von ganzem Herzen danke ich meinem Mann Kai, der mit viel Einsatz und Hingabe an der Gestaltung dieses Buches mitgewirkt hat.

ZUR AUTORIN

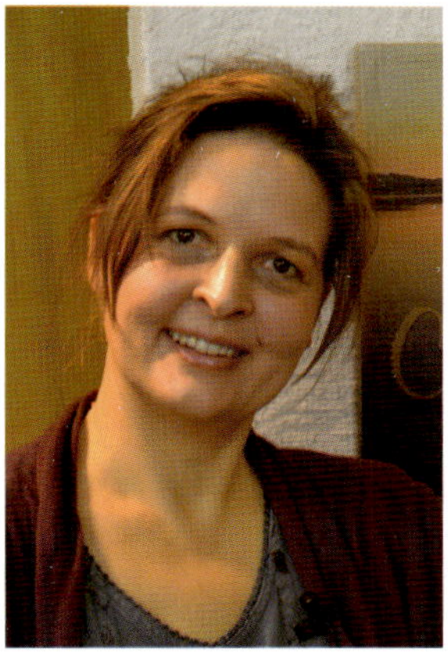

Von 1998 bis 2012 hat Antje Tittelmeier als Physiotherapeutin in ihrer eigenen Praxis für ganzheitliche Physiotherapie gearbeitet. Ihre Therapieschwerpunkte sind Shiatsu, Ayurveda, Fußreflexzonentherapie und andere ganzheitliche Methoden.
Als Shiatsu-Praktikerin beschäftigt sie sich seit vielen Jahren mit der östlichen Philosophie und Lebenskunde und gibt regelmäßig Kurse für Kinder und Erwachsene. Sie ist verheiratet und Mutter von zwei Söhnen.

LITERATUREMPFEHLUNGEN

Gisela Floto, Viktor Vogler: Alles über Yoga mit Kindern, Ravensburger Verlag
Karin Kalbantner-Wernicke: Baby-Shiatsu – Glücksgriffe für Winzlinge, Kösel Verlag
Karin Kalbantner-Wernicke: Samurai-Shiatsu – Mit Shiatsu fit für die Schule, Kiener-Verlag
Wilfried Rappenecker: Fünf Elemente und Zwölf Meridiane, Felicitas Hübner-Verlag
Barbara Temelie, Beatrice Trebuth: Das Fünf Elemente Kochbuch – Die praktische Umsetzung der chinesischen Ernährungslehre für die westliche Küche. 200 Rezepte zur Stärkung von Körper und Geist, Joy-Verlag
Barbara Temelie, Beatrice Trebuth: Die Fünf Elemente Ernährung für Mutter und Kind, Joy-Verlag
Liane U. Schoefer: Qi Gong, Hilfen für den Alltag, Falken-Verlag
Monika Zimmermann: Kinder spielerisch zur Ruhe führen, Weltbild-Verlag

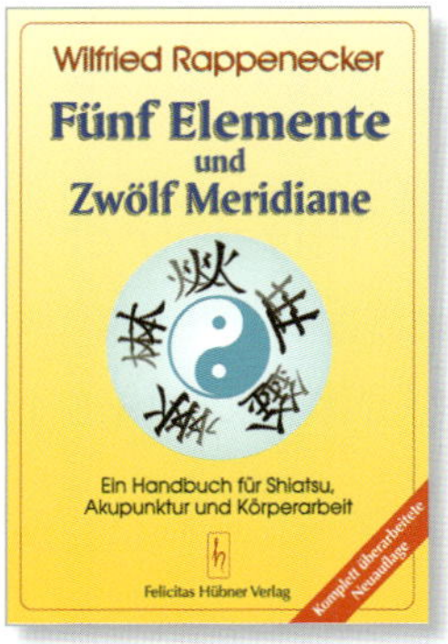

Wilfried Rappenecker

Fünf Elemente und zwölf Meridiane
Ein Handbuch für Shiatsu, Akupunktur und Körperarbeit

Sehr ausführlich führt dieses Buch in die Theorie der Fünf Elemente ein. Dabei bildet das Verständnis der Aufgabe des jeweiligen Elementes im Körper und im Leben des Menschen einen besonderen Schwerpunkt. Die guten graphischen Darstellungen verdeutlichen, wo sich das betreffende Element dem Körpertherapeuten zeigt. Im Anhang finden Sie eine Einführung in die Theorie von Yin und Yang.

ISBN 978-3-927359-09-3

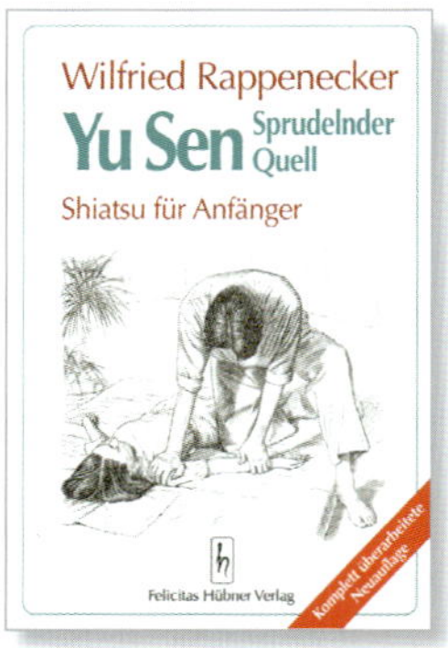

Wilfried Rappenecker

Yu Sen – Sprudelnder Quell – Shiatsu für Anfänger

In den vergangenen 24 Jahren ist dieses Buch zu einem Standardwerk und Handbuch für Shiatsu-Lernende und Praktizierende geworden – ein unentbehrlicher Begleiter einer Shiatsu-Ausbildung. Die detaillierten, meist ganzseitigen Illustrationen erleichtern das Lernen.

ISBN 978-3-927359-05-5

Wilfried Rappenecker mit Melinda Hennings

Yu Sen – Die Shiatsu DVD

Die Grundtechniken des Shiatsu werden ausführlich vorgestellt, abschließend mit 6 Übungen zur Förderung des Energieflusses. Die DVD basiert auf dem Buch *Yu Sen* und dient auch als Schulungsmaterial.

DVD Spielzeit 110 Minuten ISBN 978-3-927359-45-1

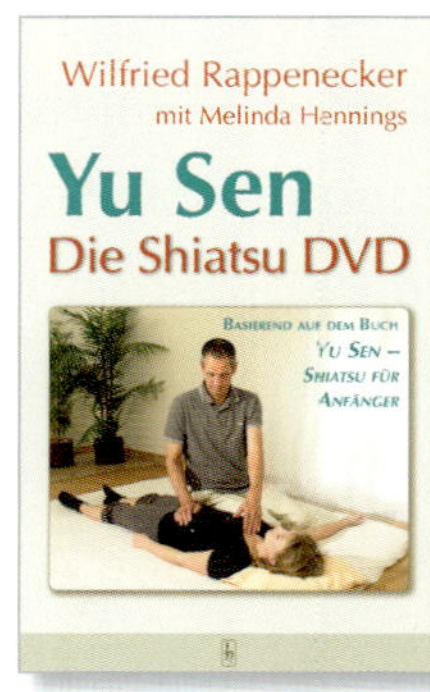